Viele, Wisse[...]

sind unter uns, die Götter
seit Jahrtausenden – oder
Jahrmillionen (?) – waren
allwissende und tragende
Kompetenz. Wir muß
Jesus behalten! und
der imaginäre Gott der
Moslems.

Viel Freude auf dem
Weg zum Sein!

Margot Pennington

Memento mori

Eine Kulturgeschichte des Todes

Kreuz

Für George

Inhalt

I. Einleitung

Für die Zukunft planen
gleicht dem Fischen in einem trockenen Loch
nie läuft etwas, wie du es dir wünschst,
also gib all dein ehrgeiziges Planen auf.
Wenn du unbedingt an etwas denken mußt -
dann denk an die Ungewißheit deiner Todesstunde.

Gyalse Rinpoche

Meine erste bewusste Begegnung mit dem Tod hatte ich im Alter von drei Jahren. Die Familie saß im Zug, der uns zu den Großeltern bringen sollte. Es war schwüles Hochsommerwetter, die Fenster waren weit geöffnet, und wir Kinder streckten die Köpfe hinaus. Ich sah, wie ein Mann mit Stock auf den bereits anfahrenden Zug zulief, die Tür auch noch erreichte und öffnete, dann aber den Halt verlor und unter den Zug rutschte. Ich schrie. Die Notbremse wurde gezogen, der Zug kam langsam zum Stehen. Hektisches Tun brach los, Hilfe wurde organisiert. Nach einer Zeit, wir Kinder saßen immer noch auf unseren Plätzen, fand man den Mann, holte ihn von den Schienen und legte ihn direkt vor unser Fenster. Das Bild, das sich mir bot: Beide Beine und ein Arm fehlten, aus den offenen Querschnitten pulsierte Blut, der Mann war weiß. Er wurde notversorgt und mitgenommen. Zwei Tage später starb er. Zurück blieben ein großer Fleck Blut und mein Schock.

Diese Bilder waren sehr einprägsam, sie haben mich bis heute nicht verlassen und waren der Beginn einer langen Kette von Tod-Begegnungen. Ich habe Todesnähe selbst erlebt. Diese Nähe zum Tod hat mich ins Leben initiiert, hat mich ausgerichtet, hat mich als unbequem Fragende zurückgelassen. In den Jahren danach ist mir der Tod zum Freund geworden, ich bin ihm in zahllosen Facetten begegnet, habe viele Menschen sterben gesehen. Es ist mein Beruf geworden, den Tod zum Thema zu machen, mich um Sterbende zu kümmern, sie im Sterben zu begleiten. Meiner Erfahrung nach ist jedes Sterben anders, sehr individuell, sehr intim. Es gibt kaum Schöneres, als miterleben zu dürfen, wie sich das »Wesen« Mensch im Sterbeprozess nach und nach aller Zwiebelschalen seines Menschseins entledigt.

Verdrängen wir, verdrängt unsere Gesellschaft den Tod? So einfach, wie noch vor wenigen Jahren, lässt sich das heute nicht mehr beantworten. Sicher, der Tod ist vom Tabu zum Thema, gelegentlich zum medienwirksamen Spektakel geworden. Sich mit dem Tod zu befassen, über ihn zu sprechen ist immer noch befremdlich, wird aber nicht mehr als morbide betrachtet. Todgeweihte, ebenso wie Menschen, die ein Nahtoderlebnis hatten, werden in Talk-Shows verheizt, alternative Begräbnisunternehmer preisen schrille Särge und Hardrock-untermalte Bestattungen an. Die Internet-Bestattung (Spiegel Spezial 3/1997), betitelt *»Würstl im Flimmerhimmel«*, bietet elektronische Trauerarbeit mit Scanner und Maus an. Totengedenken daheim am Monitor selbst für Haustiere ist »in«. Seit Jahren reißen die Vorträge und Debatten über Sterbehilfe, Sterbebegleitung, humanes Sterben, den Sinn lebensverlängernder Maßnahmen und über die Hospitalisierung sterbender Menschen nicht ab. Die plötzliche Ausbreitung der Hospizbewegung und die sensationellen Arbeiten von Elisabeth Kübler-Ross wiesen auf eine aktuelle Veränderung in der Einstellung gegenüber Sterben und Tod hin. Zweifellos hat auch Aids das Erscheinungsbild des Todes verändert – Aids nicht nur als eine medizinisch unbesiegbare Seuche, sondern auch eine bis zur offensiven Selbstdarstellung gehende Öffentlichkeitsarbeit. Nicht selten inszenieren medienbewusste Todgeweihte ihr Sterben mit barocker Planungslust: so zum Beispiel ein gewisser Bob Flanagan, der im Alter von 41 Jahren seine tödliche Immunkrankheit im New Yorker Museum of Contemporary Art ausgestellt hat, weil er der Überzeugung war, der Prozess des Sterbens sei ›zeitgenössische‹ Kunst, sei das endgültige dekonstruktive Kunstwerk. Das Thema Tod treibt wilde Blüten. Keine Frage, der Tod wurde aus seinem Versteck geholt.

Bedeutet diese Art der Thematisierung aber, dass wir beginnen, uns dem Tod zu stellen, ihn in unser Leben zu integrieren? Oder erleben wir nur seine Aneignung durch eine Gruppe von Spezialisten, die immerhin versuchen, das Unabwendbare lebbar zu machen bzw. in den Griff zu bekommen? Die Einschaltung von Experten garantiert die fast unsichtbare, geruchlose, technisch perfekte Entsorgung menschlicher Leichen vom Sterbebett ins Grab. Die stetig anwachsende Literatur, die das Sterben als ein noch unbearbeitetes Problemfeld entdeckt hat, versieht das Problem mit dem Begriff »Orthothanasie«. Hier wird das Sterben didaktisch zergliedert: in Zielgruppen, Lernziele, Sterbestufen, Bewältigungstechniken, Gefühlsdosierungen etc. Nach Gronemeyer äußert sich darin die moderne Art der *»death control«*, die darauf abzielt, alles Wilde, Ungeordnete, Unberechenbare beim Sterben im Griff zu behalten: *»Sterben und Tod werden verdrängt, indem sie als Problemsituationen erfaßt und unter einer Mischung aus Schmerzmitteln und professioneller Sterbehilfe verborgen werden.«* (R. Gronemeyer, 1985, S. 104)

Keine Frage: Der Tod wurde aus seinem Versteck geholt! Aber zu welchem Preis? Es ist wohl wahr, dass über Sterben und Tod nun anders geredet und geschrieben wird. Aber dass auch anders gestorben wird, folgt daraus nicht. Der Tod ist stärker ins Bewusstsein getreten, weil er massiver denn je bekämpft wird, er wird um beinahe jeden

Preis aus dem Leben hinausgedrängt. Die praktizierten Verdrängungsstrategien haben sich gewandelt, sie spiegeln eine allgemeine Haltung im Verhältnis zu Tod und Sterben wider: die Aussonderung des Sterbens, die Verbannung dieses Ereignisses hinter die Kulissen der Öffentlichkeit in einen umschriebenen Privatraum. Der kleine, individuelle Tod wurde ausgegrenzt und trivialisiert. Diese Trivialisierung des Todes ist nichts anderes als eine Form von Tabuisierung, als eine Spielart der Verdrängung. Marktwirtschaftlich zugespitzt formuliert ließe sich sagen: Die Thematisierung des Todes erfährt eine Inflation und damit eine Wertminderung.

Gleichzeitig leben wir alle in einer global lebensbedrohlichen Situation. In dieser *»Risikogesellschaft«* (Beck, 1986) sind all unsere hochgezüchteten Distanzierungsmöglichkeiten nutzlos geworden. Wie Robert J. Lifton bin ich der Meinung, dass wir auf dem Pulverfass einer Illusion leben, verzweifelt und ohnmächtig bemüht, die Brüche in der ersehnten Lebenskontinuität zu überwinden. Faktisch gesehen ist unser Leben aber durch die Kernwaffen verzerrt. *»Wir kämpfen uns nach wie vor an geliebten Menschen ab, sind ehrgeizig, haben peinigende Konflikte, aber all diese Probleme entstehen im Kontext der allgemeinen Vernichtungsphantasien.«* (R. Lifton, 1994, S. 167)

Wie immer man ihn benennt, den Tod, sagt reichlich wenig über ihn aus. Das Todesbild, die Vorstellung über ihn ist wandelbar, ist weit mehr kulturelles als Naturereignis. Über ihn zu sprechen ist paradox: Über den Tod selbst, über seine Innenseite lässt sich genau genommen nichts sagen. Was wir über den Tod wissen, sind Annäherungen, Spekulationen, Nahtoderlebnisse. Der Tod ist dabei immer nur denkbar im Rahmen bestimmter kultureller Konventionen.

Wir alle wissen um die Unentrinnbarkeit des Todes. Und dennoch: *»Nichts ist so fremd und finster, wie der Hieb,* *der jeden fällt.«* (E. Bloch, Bd. III, S. 1299) Doch das Wissen um diese Ausweglosigkeit, um die Trostlosigkeit, um die Ohnmacht bringt uns unserer Kraft nicht näher, sich dem Unvermeidlichen zu stellen. Der Tod anderer Menschen ist nicht mein Tod, er ist ein Ereignis ›da draußen‹, das wir wie jedes andere Ereignis auch wahrnehmen können. Der Tod anderer zerstört nicht die Kontinuität der Wahrnehmung. Es ist durchaus merkwürdig, dass unser eigener Tod uns mit derartigem Schrecken erfüllt. Wenn er gekommen sein wird, werde ich nicht da sein, und jetzt kann ich ihn nicht erleben, weil er nicht da ist. Epikurs Grundgedanke: »Was geht uns der Tod an«, ist heute nicht weniger logisch als in der Antike.

Obwohl der Schluss offensichtlich korrekt ist, vermag die Philosophie mit ihren intellektuellen Klimmzügen nicht, die qualvolle Angst vor dem Tod zu mildern oder gar Trost zu spenden. Wir können unserem Wissen über die eigene Sterblichkeit nicht entgehen, es lässt sich nicht ungewusst machen. Mit immer größer werdender Unruhe und Anstrengung versuchen wir, nicht daran zu denken. Obwohl Tod und Kultur einander bedingen, überdecken und unterdrücken, leugnen und verharmlosen wir unser Wissen um den Tod durch wohltuende und wohlklingende Rationalisierungen. Die Notwendigkeit, sich mit dem Tod auseinander zu setzen, sich ihm zu stellen, setzt gleichermaßen voraus, sich dem Leben zu stellen. Leben und Tod lassen sich nur als ein Gemeinsames betrachten. Vor ein paar Tagen hat mich eine Schweizer Freundin angerufen, die 35-jährig mit zahlreichen malignen, inoperablen Hirntumoren ihrem Tod entgegensieht. Sie weiß um ihren Zustand, sammelt akribisch alles Detailwissen, bekommt aber aus diesem qualvollen Wissen heraus die Freude am Leben. *(»Dem Tod ist es egal, ob ich Angst habe oder nicht. Im Moment ist es keine gute Zeit zu sterben, sondern zu leben, und ich lebe wie nie zuvor.«)*

Das Gewahrsein der Sterblichkeit ist entscheidende Voraussetzung für die kulturelle Schöpferkraft und die kulturellen Bedingungen kreieren Vorstellungen, Realitäten und Strategien, sich zum Tod bzw. zum Leben zu verhalten. Kultur verspricht Dauer, Überleben, sogar Unsterblichkeit. (Gleichzeitig quält das Wissen, dass nichts von Dauer ist.) Kultur wäre nutzlos, gäbe es nicht das verzehrende Bedürfnis zu vergessen. Lifton spricht vom *»Verlust des Todes«*. Er meint hier den bedrohten Zusammenhang zwischen Leben und Sterben, zwischen dem Tod und der Idee einer Lebenskontinuität.

Der Tod besitzt innerhalb sich wandelnder Zusammenhänge jeweils besondere Bedeutung. Das heißt, dass die unterschiedlichen Todesbilder, Glaubenssätze und Vorstellungen der Geschichte – im historischen Sinn – unterliegen, die in einzelnen Etappen gegliedert erscheint. Die Einstellung zum Tod hat eine Entwicklungsgeschichte, sie spielt im Prozess der gesellschaftlichen Strukturierung und in den jeweiligen kulturellen Inszenierungen eine universale und existenzielle Rolle. Es wäre vermessen, eine Geschichte des Todes zu schreiben. Dies ist schon geschehen. Philippe Ariès hat nach fast zwanzigjähriger Forschungsarbeit sein beeindruckendes Buch *»L'homme devant la mort«* (1978) vorgelegt.

Mein Anliegen in diesem Buch ist es, vor dem Hintergrund gesellschaftlicher und kultureller Veränderungen die Entwicklungslinie der Todeserfahrung in archaisch-mythischen Gesellschaften bis hin zur Geburt der Individualität bzw. zur Individualisierung der Todeserfahrung und darüber hinaus, bis in unsere postmoderne Realität hinein, darzustellen. Dabei erhebe ich keinen Anspruch auf Vollständigkeit, sondern will einzelne, mir wichtig erscheinende Wendepunkte, vor deren geistesgeschichtlichen, kulturellen und religiösen Hintergründen, beispielhaft aufzeigen.

Besonders wichtig ist mir hierbei die Darstellung der

Thanatospraxis der Moderne und der Postmoderne, als quasi bisheriges Ende der Entwicklungslinie oder Bestandsaufnahme der Jetztzeit. Der Tod hat im Denken der Gegenwart den Wert eines individuellen, privatisierten Datums, das Individuum ist auf seine Subjektivität reduziert, und ich behaupte, dass der Individualisierungsgrad mit der jeweiligen Form der Todeserfahrung in einem direkten Zusammenhang steht. Die Grundeinstellung der Menschen zum Tod war beinahe über zwei Jahrtausende unverändert geblieben: Der Tod war eingebettet in einen äußeren Zusammenhang, der dem einzelnen Menschen einen verstehbaren Zugang zu ihm ermöglichte. Philosophie, Religion und Kultur stellten den Tod in einen kosmologischen, metaphysischen oder religiösen Sinnzusammenhang. Mit der aufkeimenden Subjektivität der Renaissance, der Aufklärung und der epidemisch sich ausbreitenden Rationalisierung und Liberalisierung des 19. Jahrhunderts hat sich ein entscheidender Wandel vollzogen. Der Tod heute ist angsteinflößend und unfassbar und zu guter Letzt ist er nicht eingeplant. Der Mensch heute stirbt einsam und der Öffentlichkeit entzogen, um den eigenen Tod und um den eigenen Sinn betrogen.

Den Schluss dieses Buches möchte ich einem Thema widmen, das mir sehr am Herzen liegt: den Sinnstrukturen des Lebens. In unserer Realität versteht sich nichts mehr von selbst. Wir alle sind zu irgendeinem Zeitpunkt des Lebens der Eingebundenheit in die Sinngebung der Religion, der Kultur oder des Staates sowie öffentlich zugrunde liegender Glaubenssätze der Moral oder der Ethik verlustig gegangen. Es gibt kein einheitliches Todes- oder Lebensselbstverständnis mehr. Auch der Verlust der Selbstverständnisse ist bereits selbstverständlich. Der Mensch hat die Wahl, sich bereits bestehenden kollektiven Werten anzuschließen oder, dieses Wir-Gefühls beraubt, eine neue, individuelle Sinngebung zu finden, die sich aus seinem eigenen Selbst entwickelt. Die Kritische Thanatologie heute klammert die Sinnfrage bezüglich des Todes weitgehend aus und fragt entweder nur nach den gesellschaftlichen oder nach den biologischen Bedingungen des Sterbens. Der Tod ist so zu einem Problem des einzelnen Individuums geworden.

O Herr, gib jedem seinen eignen Tod

Da leben Menschen, weißerblühte, blasse,
und sterben staunend an der schweren Welt.
Und keiner sieht die klaffende Grimasse,
zu der das Lächeln einer zarten Rasse
in namenlosen Nächten sich entstellt.
Sie gehn umher, entwürdigt durch die Müh,
sinnlosen Dingen ohne Mut zu dienen,
und ihre Kleider werden welk an ihnen,
und ihre schönen Hände altern früh.
Die Menge drängt und denkt nicht sie zu schonen,
obwohl sie etwas zögernd sind und schwach –
nur scheue Hunde, welche nirgends wohnen,
gehn ihnen leise eine Weile nach.
Sie sind gegeben unter hundert Quäler,
und, angeschrien von jeder Stunde Schlag,
kreisen sie einsam um die Hospitäler
und warten angstvoll auf den Einlasstag.
Dort ist der Tod. Nicht jener, dessen Grüße
sie in der Kindheit wundersam gestreift –
der kleine Tod, wie man ihn dort begreift;
ihr eigener hängt grün und ohne Süße
wie eine Frucht in ihnen, die nicht reift.

O Herr, gib jedem seinen eignen Tod.
Das Sterben, das aus jenem Leben geht,
darin er Liebe hatte, Sinn und Not.

Rainer Maria Rilke
Das Stundenbuch

II. Der Tod als kulturelles Gedächtnis

»Je m'en vais aller chercher un grand peut- être.«

Letzte Worte des sterbenden Rabelais

1. Der Tod als anthropologische Naturkonstante

Der Tod ist eine der wesentlichen universalen Erfahrungen menschlicher Existenz. Alles läuft auf ihn hinaus, er ist ein Ereignis, das mit absoluter Gewissheit stattfindet. Gleichzeitig ist das Wesen des Todes in ein tiefes Geheimnis gehüllt. Ganz im Gegensatz zu anderen Lebewesen beschränkt sich dieses Wissen für uns Menschen nicht nur darauf, »zu wissen«, sondern wir wissen auch, dass wir wissen: Wir sind uns unseres Bewusstseins bewusst. Wir können wahrnehmen und beobachten, wie unser Geist denkt. Wissen ist sozusagen Gegenstand des Wissens. Das Wissen besitzt eine wesenhafte Gestalt, es ist zeitlich überdauernd. Auch wenn die Aufmerksamkeit sich immer anderen Dingen zuwendet, können wir Wissen in der Erinnerung immer wieder abrufen, zurückholen, wenn wir unsere Blickrichtung neu darauf richten.

Die Situation ist paradox: Kaum ein Gedanke ist bedrohlicher oder erschreckender als der Gedanke an den Tod und gleichzeitig kann unser Verstand den Tod nicht denken. Der Gedanke an den Tod ist ein Widerspruch in sich. Nach Sigmund Freud ist *»der eigene Tod … ja auch unvorstellbar, und so oft wir den Versuch dazu machen, können wir bemerken, dass wir eigentlich als Zuschauer weiter dableiben.«* (S. Freud, 1974, S. 49)

Wann immer wir uns eine Vorstellung von unserem Tod machen, sind wir unweigerlich in dem Bild gegenwärtig als jene, die sich ein Bild machen. Das lebende Bewusstsein schaut auf einen toten Körper. Wir schauen mit Bewusstsein auf etwas, dessen Bewusstsein zum Stillstand gekommen ist. Für die Vernunft ist der Tod demütigend – er untergräbt ihre vermeintliche, versprochene Sicherheit, zeigt ihre Niederlage an. Er fügt sich nicht der Wissenschaft oder der Rationalität, er lässt sich nicht erklären, wir können uns nicht vor ihm verbergen. Wir suchen kunstvolle Möglichkeiten, ihn vergessen zu machen. Da auch dies fehlschlagen muss, werden schwerere Verteidigungsstrategien aufgefahren: nicht darüber nachdenken, das Verbot, darüber zu sprechen, Irrationalität, Magie u.v.m. Für Ernest Becker sind *»die ganze Kultur, alle schöpferischen Lebensweisen des Menschen in großen Teilen ein ausgeklügelter Protest gegen das natürliche Geschick. Sie leugnen die Wahrheit über die menschliche Lage und versuchen vergessen zu machen, was für ein bemitleidenswertes Geschöpf der Mensch ist.«* (E. Becker, 1985, S. 28)

Das Wissen um den Tod gehört zu den anthropologischen Grundstrukturen und ist somit wesentlich für die Art und Weise, wie Menschen ihre Welt und Wirklichkeit konstruieren. Das konkrete Todesbewusstsein allerdings ist kulturell variabel und wird durch die jeweilige gesellschaftliche, symbolische und biographische Besonderheit einer Kultur oder eines Individuums überformt. Nassehi und Weber weisen darauf hin, dass Todeswissen auf unterschiedlichen Ebenen zu verstehen ist (A. Nassehi/G. Weber, 1989, S. 45):

a) als **intuitives** Wissen um den Tod: Das intuitive Wissen ist im biologisch-leiblichen Sein des Menschen angelegt. Ganz unabhängig von äußeren Erscheinungen weiß der einzelne Mensch, dass er einmal sterben wird. Er erkennt seine eigene Endlichkeit in der Erfahrung der Zeitlichkeit, d.h. am Prozess des Alterns und in der Beobachtung des stetigen Wandels. M. Scheler begreift Leben als eine *»innerlich in jedem Zeitpunkt … geschlossene Totalität«* (M. Scheler, 1933, S. 17). Das bedeutet, dass der Tod nicht als eine von außen auf das Leben wirkende Kraft, sondern *»immer durch den Lebensprozeß selbst irgendwie als gesetzt gegeben«* (ebd. S. 17) gesehen werden kann. Scheler begrenzt hierbei aber die intuitive Wahrnehmung nicht auf das körperlich-organische Geschehen von Werden und Vergehen, sondern er sieht auch das Wissen um den Tod als Möglichkeit eines kulturell sich herausbildenden Todesbewusstseins.

b) als **subjektives** Wissen um den Tod: Hier geht es um die Konstitution eines Todesbewusstseins, das vom einzelnen Menschen zu leisten ist. Die Vereinzelung des Subjekts radikalisiert sich in Heideggers existenzialer Analyse des Todes. Heidegger spricht von der *»Jemeinigkeit«* des Todes, d.h. nur der für das Selbst evidente Tod ist von Bedeutung. Die Antizipation des Todes kann nur ein einzelnes Subjekt leisten, es vereinzelt dabei aber so sehr, dass alle äußeren Bezüge, die Welt, an Bedeutung verlieren. Doch der Mensch soll aus sich selbst heraus Sinn und Würde finden.

c) der **Tod des anderen**: Kann der Tod anderer Menschen Aufschluss über die eigene Sterblichkeit geben? Heidegger würde diese Frage strikt verneinen, da sich der Tod immer nur zum eigenen Sein verhält. Das Getroffenwerden durch den Tod eines anderen Menschen kann offenbar etwas völlig anderes sein, als das Verfallen an die *»Uneigentlichkeit«* des Verhältnisses zum Tod im Sinne Heideggers. *»Die Tragödie des Überlebens«* kann nach Gabriel Marcel traumatisch sein. *»Das vom Tod zertretene Wesen scheint weiter zu leben«*, weil es den Zurückgebliebenen mit seiner Gegenwart erfüllt. Diese Gegenwart ist aber gerade die Gegenwart eines

Abwesenden, die der Überlebende von sich aus nicht überbrücken kann. (G. Marcel 1964, S. 75 ff.) Nicht das Miterleben des Todes, nicht die aus Beobachtungen gewonnenen Erkenntnisse stellen eine Verbindung zum Tode her, sondern der Verlust des geliebten Menschen. Erst in der Liebe, weiß Marcel, besteht Hoffnung auf Todestranszendenz. Einen Menschen lieben, heißt: Du wirst nicht sterben! Diese Erfahrung nennt Marcel auch *»metaphysische Erfahrung«*. Daher, so sagt Marcel, sei in ihm die unerschütterliche Gewissheit vorhanden, *»dass eine Welt, die von der Liebe verlassen ist, im Tode versinken muß, dass aber dort, wo die Liebe fortdauert … der Tod endgültig besiegt wird«*. (ebd. S. 287)

Das Sterben des Mitmenschen ist eine Grenzerfahrung, ist etwas, was aus den Grenzen der natürlichen Einstellung der Alltäglichkeit herausfällt: Es ist eine Erfahrung der Verletzlichkeit des sozialen Körpers. Der Sterbende lässt sich nicht mehr ansprechen, jeder Kontakt ist abgeschnitten, das körperliche Aussehen hat sich dramatisch verändert. An der Leiche exemplifiziert sich ein Rätsel, eine unerklärliche Verdoppelung. Die Leiche ist offensichtlich identisch mit einem bestimmten Menschen und gleichzeitig ist dieselbe Leiche ebenso offensichtlich nicht identisch mit diesem bestimmten Menschen. An der Leiche wird ein dialektischer Widerspruch sichtbar: zwischen Identität und Nicht-Identität, zwischen Nähe und Entfernung, Einheit und Trennung. Das Leichenparadox von Erich Fried beschreibt auf beeindruckende Weise diesen Widerspruch: *»Dieser Mensch soll also kein Mensch mehr sein. Dieses Gesicht soll also kein Gesicht mehr sein. Aber dieses Gesicht ist ein Gesicht. Dieses Gesicht ist ganz und gar ein Gesicht, das man kennt und das man kennen wird, wie man es noch nie zuvor gekannt hat. Dieses Gesicht ist und ist und ist. Es gibt nichts, was so ist wie dieses Gesicht, es gibt nichts, was so dauert, wie dieses Gesicht, obwohl man nicht einmal weiß und sagen kann, ob die Augen offen* *oder zu sind. Obwohl man nicht weiß und nicht sagen kann, ob es schärfer oder weicher geworden ist als es war, zuletzt oder früher oder viel früher. Dieses Gesicht ist dieses Gesicht, und die Schultern sind diese Schultern, und diese Arme und Hände sind diese Arme und diese Hände, der Arm und die Hand auf der anderen Seite, und der Arm und die Hand auf dieser Seite, die Hand mit dem Finger, der einen Ring trägt.«* (E. Fried)

d) **gesellschaftlich vermitteltes** Wissen: Der Mensch lebt nicht allein. Er bezieht sein Wissen über den Tod nicht nur aus sich selbst heraus oder aus dem Bedingungsgefüge seines Lebens, sondern erlangt Erfahrungen und Erkenntnisse aus gesellschaftlichen Bezügen. Zweierlei ist von Bedeutung: Zum einen ist die Todesgewissheit nicht angeboren, sondern sozial vermittelt, d.h. erlernt. Lernen ist durch die Erfahrungen des Todes anderer möglich. Andererseits hat die Präsenz des Todes und die existenzielle Auseinandersetzung mit ihm kaum stattgefunden bzw. hat im modernen Alltagsleben stark abgenommen. Demnach ist auch die Ausbildung standardisierter Interaktionsformen funktional nicht vorgesehen. Hält man das Todesbewusstsein in primitiven Gesellschaften (was uns an späterer Stelle noch beschäftigen wird) dagegen, so ist dort der Tod anderer, auch junger Menschen, stets präsent und erlebbar, was die Erfahrung des Todes subjektiv und intersubjektiv relevant macht. Die Privatisierung des Todes heute garantiert den ungestörten Ablauf gesellschaftlichen Funktionierens. Der Mangel an tatsächlicher Kommunikation über den Tod, der Mangel an standardisierter Sinngebung und Integration des Todes in die Alltagswelt macht aus einem sozialen Individuum ein radikal individuiertes Wesen, ermöglicht aber gleichzeitig für den einzelnen Menschen die Freiheit eines ganz persönlichen Sich-Verhaltens zum Tod.

P. Berger und Th. Luckmann haben überzeugend ausgeführt, dass *»die fundamentale Erfahrung des Anderen«*, die *»von Angesicht zu Angesicht«* ist. *»Die Vis-à-vis-Situation ist der Prototyp aller gesellschaftlichen Interaktion.«* (vgl. Berger/Luckmann, S. 31) In ihr werden auch die stabilsten Wirklichkeitskonstruktionen generiert. Das bedeutet für die Betrachtung des gesellschaftlich vermittelten Wissens, dass die vermittelte Erfahrung anonymer, unpersönlicher und abstrakter wird, je weiter sich eine Interaktion von der elementaren Vis-à-vis-Situation entfernt. Dies legt für Nassehi/Weber die Vermutung nahe, dass *»der Tod in einer Gesellschaft, in der die Erfahrung des Todes kaum noch interpersonal oder zumindest kaum durch konkret erlebte Ereignisse vermittelt ist, nur eine geringe unmittelbare Signifikanz für Aufbau, Erhalt und Problematisierung von Plausibilitätsstrukturen des einzelnen hat.«* (Nasshi/Weber, 1989, S. 49)

2. Tod und Mythos

Überall auf der Welt, zu allen Zeiten und unter den verschiedensten Umständen haben die Mythen der Menschheit geblüht und in ihrer Lebendigkeit die seelischen und körperlichen Tätigkeiten der Menschen inspiriert. Der Mythos ist der geheime Zufluss unerschöpflicher Energien, die in die zahllosen Erscheinungen der Kultur einströmen und sie beeinflussen. Ob wir Religionen, Philosophien, Künste, primitive und zivilisierte Gesellschaften, Wissenschaft und Technik oder Träume betrachten, all das gärt empor aus einem magischen Urbild des Mythos. Nach Eliade ist der Mythos eine für die religiöse Welterkenntnis universale Kategorie des *»Heiligen«* (M. Eliade, 1961, S. 20). *»Der Mythos ist Ausdruck der absoluten Wahrheit, weil er eine heilige Geschichte erzählt, d.h. eine außermenschliche*

Offenbarung, welche in der Dämmerung der großen Zeit, in der heiligen Zeit des Anbeginns stattfand.« (1961, S. 20)

Der Mythos ist eine gelebte religiöse Erfahrung einer bestimmten Kultur und bringt die Notwendigkeit einer transzendentalen Wirklichkeit zum Ausdruck, die sich in symbolischen Formen niederschlägt. Der Mythos kreiert eine konkrete Seinsauslegung, er hat die Aufgabe, einen kognitiven und normativen Orientierungsrahmen zu schaffen, der ein Erlebnis in einen umfassenderen und übergeordneteren Gesamtzusammenhang stellt. Mythische Denkstrukturen sind als Beginn denkender Auseinandersetzung und Sinngebung des Todes zu werten. Die mythischen Symbole sind nicht gemacht, können nicht erfunden oder unterdrückt werden. Sie sind spontaner Ausdruck der Psyche, den jeder Mensch in sich trägt. (C. G. Jung schreibt sie dem kollektiven Unbewussten zu.)

Es ist aufschlussreich, die Voraussetzungen eines sterbenden Menschen in der heutigen technischen Zivilisation mit denen von Menschen in außereuropäischen, archaischen Kulturen zu vergleichen. In den meisten dieser Kulturen herrschen religiöse und weltanschauliche Werte vor, Kosmologien und rituelle Praktiken, die es den Menschen erleichtern, den Tod als existenziellen Tatbestand anzunehmen. Grundsätzlich verstehen diese archaischen Kulturen den Tod nicht als das völlige Ende ihres Lebens, sondern sie glauben, dass der Geist bzw. das Bewusstsein in eine andere Form verwandelt wird, die über den physiologischen Tod hinaus weiter besteht. Der Glaube an das Überleben der Seele wurde in der Zivilisationsgeschichte zur anthropologischen Konstante. Auch in den archaischen Kulturen stellt der Tod ein übernatürliches Phänomen dar. Er ist das Werk mysteriöser Kräfte, die anzeigen, dass die Gesetze der Natur verletzt wurden. Während in der modernen Zeit eine wirksame gemeinschaftliche Mythologie fehlt (aber jeder doch insgeheim ein privates, unerkanntes, verkümmertes und doch machtvolles Traumgebilde besitzt – was an späterer Stelle noch auszuführen sein wird), verfügen die Mythologien der archaischen Kulturen nicht nur über detaillierte Beschreibungen des Lebens nach dem Tod, sondern häufig über vielschichtige Kartographien, die den Seelen auf ihrer posthumen Reise als Wegbeschreibung dienen sollen. Beispielhaft sei hier der Glaube an die Fortdauer der Existenz nach dem Tod, genannt die Reinkarnation. Dieser Glaube an die Wiedergeburt kommt in verschiedenen Kulturen und Religionen vor, wie in einigen Philosophien und Religionen Indiens, den Kosmologien verschiedener nordamerikanischer Indianerkulturen sowie Mysterienreligionen des alten Griechenlandes. Weitere ausführliche Nachtodkartographien liefern das ägyptische und das tibetanische Totenbuch. Diese Bücher verkörpern eine Sammlung von Bestattungsriten, sie bestehen aus Beschwörungen, Hymnen und Litaneien, magischen Formeln und Gebeten. Alles zu dem einen Zweck, das Scheiden aus dem Leben und den Weg in eine andere Daseinsform zu erleichtern. Zu nennen ist an dieser Stelle auch noch das überaus beeindruckende Werk des tibetischen Mönches Sogyal Rinpoche, »Das tibetische Buch vom Leben und Sterben«, das eine detaillierte Wegbeschreibung in andere Wirklichkeiten gibt und Praktiken für den Zeitpunkt des Todes vorschlägt.

Auch Riten sind in diesem Zusammenhang nicht nur als sinnhafte Weltdeutung zu verstehen, sondern sie sichern auch den Transfer in die Lebenswirklichkeit. Der durch den Mythos, seine Riten und Verhaltensregeln ständig präsente Sinn stellt eine komplexe Wirklichkeit her. Die Begegnung mit dem Tod durch rituelle Handlungen gab es in allen Zeitstufen und Kulturen. Ob in Tempelinitiationen, in den Mysterienreligionen und Geheimgesellschaften oder in den unterschiedlichen ekstatischen Religionen, die Begegnung mit dem Tod stellt das entscheidende Ereignis der ›rites de passage‹, der Durchgangsriten, dar. Diese Erfahrungen des symbolischen Todes führen nach den Aussagen der anthropologischen Literatur nicht nur zur Einsicht in die Vergänglichkeit menschlichen Lebens, sondern auch zur Erleuchtung durch das transzendente, spirituelle und ewige menschliche Bewusstsein.

Auch heute noch sind Übergangs- bzw. Durchgangsriten zu finden: In der indianischen Kultur wird zum Beispiel der Übergang zum Erwachsenenstatus auf besondere Weise inszeniert. Jünglinge einer bestimmten Altersgruppe werden an einem Abend unter heftigster Anteilnahme der Mütter an einen Ort in den Wald geführt, an dem vorher ein grabähnliches Loch ausgehoben wurde. Für jeden Jungen gibt es ein eigenes Grab, sie müssen sich hineinlegen, ihnen wird gesagt, dass sie sterben werden – und dann werden sie allein gelassen.

Ein Ritual norditalienischer Bauern zeigt dieselbe Symbolik, hier fällt die Aufgabe den Großeltern zu: Die Großeltern ziehen singend und durch verschiedene Reinigungsrituale schon Tage vorher vorbereitet, mit ihrem Enkel und einer Axt in ihren Olivenhain. Dort wählen sie unter allen Bäumen einen jungen aus, diesen spalten sie längs, binden ihn am oberen Ende wieder zusammen und heben ihren Enkel, immer noch unter lautem Singen, durch die entstandene Öffnung in der Mitte hindurch. Nachdem dies geschehen ist, hat der Junge einen symbolischen Tod erfahren, er ist jetzt ein Mann, mit allen Rechten und Pflichten eines Mannes.

Die mythologischen Strukturen lassen Vergangenes und Zukünftiges zusammenfallen, im Mythos offenbart sich die Sinndimension einer Gesellschaft. Es besteht eine Einheit des Immanenten und des Transzendentalen, der einzelne Mensch, das Subjekt, ist in dieser mythischen Welt kaum von Bedeutung. Mensch und Natur sind beide Teilhaber eines alles umgreifenden Zusammenhangs, sind Teil des Naturzyklus von Werden und Vergehen, dem auch das menschliche Leben unterliegt. *»Er ist, was er ist, indem er an einer mythisch-numinosen Substanz teilhat, die in Vielem ist, es seien Menschen, Lebewesen oder ›materielle‹ Gegenstände, so lebt er auch in Vielem, und Vieles lebt in ihm.«* (Hübner, 1985, S. 123)

Die Wirklichkeit ist eine gesellschaftlich konstruierte. Der Mensch entwirft eine Welt, eine sinnhafte Ordnung, eine symbolische Sinnwelt, die zur Legitimation und Sinngebung des Todes beitragen. Nach Berger/Luckmann *»steht der Mythos jener naiven Ebene symbolischer Sinnwelten noch am nächsten, auf der das geringste Bedürfnis nach theoretischer Untermauerung besteht. Auf dieser Ebene sind Sinnwelten objektive Wirklichkeit«*. (ebd. S. 118)

Symbolische Vorgänge sind demnach *»Verweisungen auf andere Wirklichkeiten«* als die der Alltagssprache (ebd. S. 102). Das Phänomen des Todes ist ein Vorgang, der vom Alltag abgetrennt erfahren wird und mit einer eigenen Wirklichkeit umgeben ist – eine Grenzsituation. Symbolische Sinnwelten gestalten den Übergang von einer Wirklichkeit in die andere, d.h. sie regulieren somit zum einen die Abfolge verschiedener Phasen des Einzellebens und fördern zum anderen Gefühle der Sicherheit und Zugehörigkeit. Die symbolische Sinnwelt ist demnach als *»Matrix aller gesellschaftlich objektivierten und subjektiv wirklichen Sinnhaftigkeit zu verstehen«*. (ebd. S. 103)

Das Wissen um die eigene Endlichkeit, das jeder Kulturtätigkeit vorausgeht, ist universal und verlangt nach Formen, die Bedrohung durch den Tod zu überwinden und abzumildern. In jeder symbolischen Kulturtätigkeit ist dieses Verlangen nachvollziehbar. Der praktische Umgang mit dieser Bedrohung, die Standardisierung der praktischen Verarbeitung sind ausschlaggebend für die Analyse mythischer Denkstrukturen.

Ich möchte im Folgenden anhand der von Robert Lawlor aufgezeichneten Kulturgeschichte der Aborigines zunächst einen allgemeinen Abriss über deren Weltanschauung darstellen und weiter einige charakteristische Strukturen der Reaktion auf Tod und Sterben in mythischen Gesellschaften herausarbeiten.

Warum gerade die Aborigines? Es ist sinnvoll, einen relativ einfachen, überschaubaren Mythos zu wählen, in dem einzelne Strukturmerkmale deutlich sichtbar sind. Zum anderen bezeichnen sich die Aborigines selber als eine der ältesten Kulturen, wenn nicht gar die älteste überhaupt, die bis vor wenigen Jahren völlig unbehelligt von der Außenwelt leben konnte. Ganz allgemein bemerkt besteht eine Grundstruktur des mythischen Weltverständnisses darin, dass jedes Ereignis in der Welt sich auf das Wirken magischer Kräfte zurückführen lässt.

Die Kultur der australischen Aborigines beruht ganz und gar auf der Erinnerung an den Ursprung des Lebens. Im Weltbild der Aborigines hinterlässt jeder Vorgang des Lebens, alles, was an einem bestimmten Ort und zu einem beliebigen Zeitpunkt stattfindet, einen schwingenden Abdruck in der Erde – sozusagen einen Abdruck im Gedächtnis der Erde. Alles und jedes in der Natur ist ein symbolischer Abdruck der metaphysischen Wesen, durch deren Wirken unsere Welt erst erschaffen wurde. Die Aborigines sprechen von einer Samenkraft, vom ›jiva‹, die in der Erde gelagert ist. Wie auch bei einem Samen ist die einem Ort innewohnende Kraft mit der Erinnerung an seinen Ursprung verbunden. Diese Kraft nennen die Aborigines den ›Traum‹. Diese Kräfte und Mächte, die die Welt geschaffen haben, nennen die Aborigines ihre ›Schöpferischen Ahnen‹ (Creative Ancestors). Sie sind der Überzeugung, dass unsere wunderbare Welt nur in Übereinstimmung mit der Kraft und der Weisheit dieser Ahnen erschaffen werden konnte. Die Epoche, in der alle Kräfte zusammenflossen, um die Welt zu schaffen, nennen sie die Traumzeit.

»Wir sind direkt aus der Traumzeit unserer Schöpferischen Ahnen gekommen, und wir haben hier gelebt und die Erde so erhalten, wie sie am Ersten Tag war.« (Stammesältester der Aborigines, Lawlor, ebd. S. 15)

Alles Lebende, alles Erschaffene ist also am Bewusstsein dieses ursprünglichen Schöpfungsaktes beteiligt und jedes einzelne Lebewesen spiegelt auf seine Art dieses Bewusstsein wider. Jeder Tag wird in der Erinnerung an den Tag des ursprünglichen Schöpfungsaktes gelebt. Innerhalb der einzelnen, stark verstreuten Stämme können sich die von Generation zu Generation weitergereichten Geschichten und Symbole voneinander unterscheiden, aber die Geschichten der Traumzeit sind allen Aborigines quer durch den australischen Kontinent bekannt. Diese Geschichten werden in einer Art Traumzeit-Gesetz gesammelt und zusammengefasst. Es zeigt das Bild einer geeinten Welt und diese Einheit verpflichtet die Aborigines zu Respekt allem Lebendigen, allen Dingen und allen Orten gegenüber. Die Erscheinungswelt wird als Traum der Ahnenwesen begriffen. Traum und Erscheinungswelt machen gemeinsam die Wirklichkeit aus. *»Indem die Aborigines den höchsten transzendenten Zustand als ›Träumen‹ bezeichnen, erkennen sie, dass diese ›andere‹ Welt eine innere, notwendige Seite der greifbaren Welt ist, genau wie Schlaf und Träume eine notwendige Seite des Wachseins sind.«* (ebd. S. 286)

Für die Aborigines ist der Tod der Höhepunkt in einer langen Reihe von initiatorischen Übergängen, er steht am Ende einer kontinuierlichen Ausdehnung des Wesens, der Ausdehnung in den Traum. Ihrem Mythos nach brachten ihre Ahnenwesen den Tod in die Welt. Folgende Traumzeit-Geschichte wird erzählt: *»Adambara (Spinne) und Artapudapuda (gelbe Raupe) saßen beisammen und unterhielten sich. Sie besprachen, was geschehen sollte, wenn die Menschen so krank wurden, dass sie starben. Sie gingen weg, um eine Weile darüber nachzudenken, und kamen dann erneut zusammen,* *um eine Entscheidung zu treffen. Artapudapuda sagte, wenn ein Stammesmitglied sterbe, solle sein Körper im Grab bleiben und verfaulen, der Geist aber sich nach drei Tagen erheben. Adambara erwiderte, nein, das sei nicht sein Wille. Wenn ein Mensch sterbe, solle er vielmehr in ein Netz mit einem Ausgang eingewickelt werden, dieser aber für drei Tage verschlossen werden. In dieser Zeit finde ein Heilungsprozeß statt, und nach drei Tagen käme der Mensch hervor wie ein Schmetterling aus der Puppe. Dies wollte Adambara für die Menschen.«* (ebd. S. 371)

Der Tod ist für archaische Menschen keineswegs ein natürliches, emotionsloses Ereignis. Die Aborigines besitzen verschiedene Lehren den Tod betreffend. Die grundsätzlichste nennen sie die Lehre der drei Welten, nämlich die Welt des Ungeborenen, die Welt der Lebenden und der Toten und die Welt der Toten. Wenn ein Mensch stirbt, ist es Aufgabe der Überlebenden sicherzustellen, dass sich der geistige Anteil der toten Person von der irdischen Welt trennt und in die nächste übergehen kann. Dabei bezeichnet der nächste Zustand nicht eine Wiedergeburt im üblichen Sinne, in der der bewusste Geist des Einzelnen überlebt. Individualität in unserem Sinne kennen die Aborigines nicht, diese ist jeweils gebunden an einen bestimmten Ort, an einen bestimmten Traum, an materielle Gegenstände und an Beziehungen. Sie wird als Ego-Seele oder Störenfried bezeichnet. Der Geist des Menschen durchläuft also die drei Welten nur einmal.

Eine weitere Vorstellung der Aborigines über den Tod besteht darin, dass sich die geistige Komponente eines Menschen beim Tod in drei verschiedene Teile spaltet. Der erste Teil ist die *Totem-Seele*. Dieser Seelenanteil ist ursprünglich verbunden mit dem körperlichen Leben, mit der irdischen Geburtsstätte und mit den Tier- und Pflanzengeistern. Nach dem Tod wird die Totem-Seele unter rituellen Zeremonien den Geistern der Natur, den Tieren, Pflanzen, Felsen und dem Wasser, dem Sonnenlicht, dem

Feuer, den Bäumen und dem Wind zurückgegeben, d.h. allen, die ihre Substanz und ihr Leben für die körperliche Existenz der Person gegeben haben. Die Aborigines kennen eine Vielfalt an Bestattungsbräuchen. Die Bestattung ist von Mensch zu Mensch verschieden, sie richtet sich nach der geistigen Entwicklung der verstorbenen Person. Ein einziger Stamm kann verschiedene Methoden der Bestattung anwenden, zum Beispiel Beerdigung, Plattformbestattung auf Bäumen oder Felsen, Verbrennung, Mumifizierung, Austrocknung im Freien oder in Bestattungshütten, Entfernen von Organen, Sargbegräbnisse in hohlen Bäumen, Exhumierung und erneutes Begräbnis, rituellen Bestattungskannibalismus und verschiedene Kombinationen dieser Methoden.

Der zweite beim Tod freigesetzte Seelenanteil ist die *Ahnen-Seele*. Diese bezeichnet den Teil eines Menschen, der mit den großen *Schöpferischen Ahnen* der Traumzeit schwingt: Die *Ahnen-Seele* beschreibt das Reich der unveränderlichen metaphysischen Archetypen. Es ist das Land der Toten und es befindet sich im Himmel. Dieser Teil der Seele wandert zu den Sternbildern einer bestimmten Himmelsgegend, die wiederum bestimmte Muster von unsichtbarer Energie, d.h. Clanmuster aufweisen. Deshalb wird den Aborigines unmittelbar nach dem Tod der persönliche Clantotem auf den Leib gemalt, damit der Verstorbene sein Ahnenziel erreichen kann.

Der dritte Teil der menschlichen Seele wird als *Ego-Seele* betrachtet. Dieser Anteil bezieht sich auf das individualisierte Ich, das, wie bereits erwähnt, an bestimmte Örtlichkeiten gebunden ist. Der Umgang mit diesem Anteil stellt sich am schwierigsten dar, weil die Seele Möglichkeiten der Unsterblichkeit sucht. Oft bindet sich die Seele an die Ehefrau oder andere verwandte Personen, dann trägt die überlebende Person ein Relikt, wie zum Beispiel den Schädel oder einen Armknochen des Verstorbenen ständig bei sich, damit sein Geist äußerlich positiv beeinflusst wird und die Überlebenden nicht weiter stören kann.

Der Tod eines Stammesmitglieds hat für den ganzen Clan tiefgreifende Veränderungen im Verwandtschaftssystem, im Jagdverhalten, in Ritualen zur Folge. So darf zum Beispiel der Name eines Verstorbenen noch Jahre nach seinem Tod nicht ausgesprochen werden. Mit dem Tod einer Person werden alle persönlichen Dinge des Lebens entfernt, verbrannt oder vergraben. Der Sterbeort wird von der Gruppe verlassen, muss besonders gekennzeichnet werden und wird daraufhin über Jahre gemieden. Dieses Tabu, den Namen des Verstorbenen auszusprechen, wird strikt eingehalten. Es ist mit der Überzeugung verbunden, dass sich das Schwingungsmuster des Namens an einer irdischen Energie festhalten könnte, um dazubleiben. Die Veränderungen der Lebensmuster gehen soweit, dass sogar der Name des Tieres, der Pflanze oder der Landschaftsform, von der der Name der Person abgeleitet war, geändert werden müssen. Es ist von enormer Wichtigkeit, den Geist des Toten in seinen Ursprung zurückzubegleiten. Diese Begleitung wird durch intensivste Trauer- und Klagerituale gewährleistet. Mit einem imaginierten Geistkanu, an dessen Ruder eine mythische Gestalt steht (in der griechischen Unterwelt, dem Hades, hatte diese Funktion der Fährmann Charon inne, der den Toten über den Fluss Styx übersetzte), macht man sich über das Meer auf den Weg zur Toteninsel. Die Clanmitglieder versammeln sich in ritueller Trauer und bringen sich klagend und singend selber Wunden bei. Die Trauer muss hierbei möglichst restlos freigesetzt werden, um nicht dem freischwebenden Geist erneut Heimat zu bieten.

Das Gehen in den Tod ist mit einem langen Schlaf oder einer Trance vergleichbar, mit dem Unterschied, dass sich das Bewusstsein in die Traumzeit bzw. in das kollektive Unbewusste oder Ahnenreich zurückzieht. Die Aborigines verstehen den Tod nicht als Ende, als Verschwinden aus der Welt, sondern lediglich als Verschiebung des Bewusstseins eines Menschen zu unsichtbaren Ebenen, die aber wiederum verbunden sind mit der natürlichen Welt. Jeder gegenwärtige Zustand ist also Ausdruck der mythischen Geschichte.

In der Kosmologie der Aborigines wird alles über das Bewusstsein offenbart, das nichts anderes tut, als den Gedanken, den Formen und der Materie eine äußere Gestalt zu geben, d.h. die Welt zu träumen. Die Grundlage ihres Seins ist ein Kontinuum, aus dem alle Verschiedenheit entsteht. Ihr Bewusstsein bleibt sozusagen ›auf Empfang‹, die andere Welt ist nur eine innere, notwendige Seite der greifbaren Welt. Der Tod bedeutet keine Zäsur, keinen Bruch, der das Leben vom Tod trennt, sondern der Tod ist ein Ritus, ein Übergang in den Traum des Todes. Er ist somit ein das Leben ergänzender stetiger Vorgang. Der Tod ist der bedeutendste aller Übergänge und bei jedem anderen Übergang im Leben nimmt der Mensch symbolisch seinen Tod vorweg. Der Tod stellt also den letzten Höhepunkt in einer Reihe von initiatorischen Übergängen dar. (Das Wort Bugurdi besteht aus zwei Teilen Bugu [Tod] und Yudirini [Geborenwerden]). Das höchste Ziel der Initiationen besteht für die Aborigines darin, *»einen Zustand zu erreichen, in dem der Geist nach dem Tod willentlich zwischen allen drei Bereichen hin und her gehen kann. Diese spirituelle Integration nach dem Tod ist den Aborigines möglich, weil Körper, Verstand und Geist während des Lebens so trainiert werden, dass sie ineinander verwoben bleiben.«* (ebd. S. 388)

Dem mythischen Menschen bleibt ein begrenzter Verhaltensspielraum. Die Sinndimension ist auf wenige Handlungsalternativen eingegrenzt und führt in mythischen Kulturformen zu einer extremen Bindung des Einzelnen an die soziale Gruppe und deren standardisierten und stark ritualisierten Vorstellungen über Leben und Sterben.

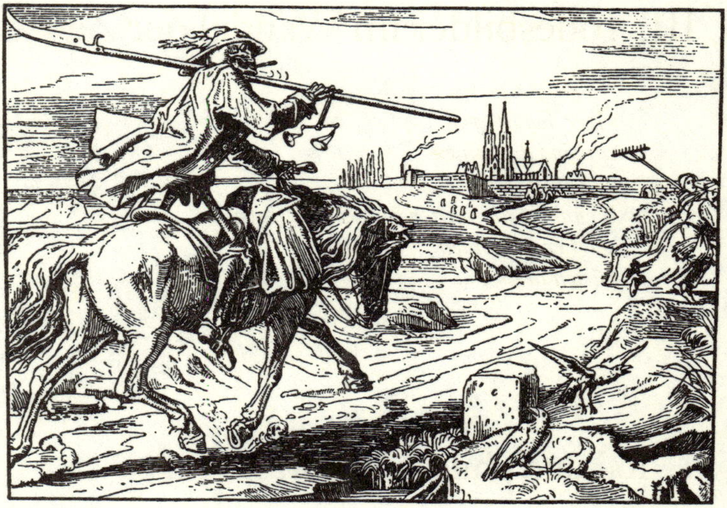

Der Tod in eine Stadt einreitend
Holzschnitt von Alfred Rethel
aus: »Auch ein Totentanz aus dem Jahre 1848«

III. Todesbilder im Wandel der Zeit

»Der Tod ist groß,
wir sind die Seinen
lachenden Mundes.
Wenn wir uns mitten im Leben meinen,
wagt er zu weinen
mitten in uns.«

Rainer Maria Rilke

1. Tod und philosophisches Denken

Der Mythos war in frühen Kulturen verbindliche Orientierung für alle Menschen. Der einzelne Mensch betrachtet seine Welt nicht distanziert, als Objekt da draußen, sondern er ist Teil des kollektiven Gefüges eines Volkes, Stammes oder einer Sippe. Das individuelle Leben mit vom Mythos umgrenzten Rollenzuweisungen gilt als nicht hinterfragbar.

Der Mythos stellt traditionell verbürgtes Wissen dar, das philosophische Denken dagegen läutet die beginnende Distanzierung des einzelnen Menschen gegenüber dem kollektiven Gefüge ein. Es entwickelt sich im Zusammenhang und im Widerspruch zum Mythos. Die Philosophie ist mythenkritisch. Sie entdeckt die Vernunft des Menschen selber, sie versucht die Welt nicht nur in Bildern und Vorstellungen, sondern als das, was sie ist, zu denken. Die frühe griechische Philosophie entwickelt sich nicht nur in der Auseinandersetzung mit dem Mythos, sondern *»sie stößt sich von ihm ab«*. (G. Scherer, 1988, S. 83) In der Vorstellung der Griechen gibt es noch keine scharfe Trennung von Diesseits und Jenseits, es gibt noch das Ganze der Welt: Alles ist erfüllt vom Wirken der Götter. Nach G. Scherer wird dies deutlich am Dionysos-Mythos. Dionysos ist ein Gott, der alle Grenzen der normalen Ordnung aufhebt und seine Anhänger in einen tanzenden, singenden Wahnsinn versetzt. Nach M. Eliade bedeutet *»die dionysische Ekstase vor allem die Überschreitung der menschlichen Bedingtheit, die Entdeckung der totalen Befreiung, das Erlangen einer Freiheit und Spontaneität, die dem Menschen sonst unerreichbar sind. Daß zu diesen Freiheiten auch die Loslösung von Verboten, von ethischen und sozialen Regeln und Konventionen gehörte, scheint sicher«.* (M. Eliade, 1978, Bd. 1, S. 334)

Die Ekstase, der Wahnsinn kann als Besessenheit von Gott gedeutet werden, eine solche Besessenheit legt die Verbindung mit den vitalen und kosmischen Kräften frei. Dionysos ist der Gott der Üppigkeit, des Wachstums, *»der Weinrebe und der Einheit des organischen Lebens«.* (ebd. S. 83) Er vereint die Lebenden mit den toten Seelen, er selbst kehrt immer wieder vom Totenreich zurück. Heraklit aus Ephesus nennt Dionysos den *»Gott der Totenwelt«*, das *»Urbild des unzerstörbaren Lebens«* (ebd. S. 83) Leben und Tod schließen sich nicht aus, sie stellen eine Einheit dar, sie bilden gemeinsam das Ganze. Heraklit denkt das Sein aus dem dialektischen Zusammenspiel des Seienden mit seinem Gegensatz. Dachte Heraklit auch an den Fortbestand des einzelnen Menschen? Oder sprach er überhaupt nicht vom Fortleben des konkreten einzelnen Menschen, sondern über den Tod und das Leben im Allgemeinen?

Im 10. Fragment des Heraklit nennt er die Archä (Archä ist der Ursprung, die Herkunft) das Eine, welches alles ist und in dem alles ist. Archä hat bei Heraklit unterschiedliche Namen: Er nennt sie auch *»ewig lebendiges Feuer«*. Dieses Feuer wird als ewig und vernünftig bezeichnet. Der Mensch hat teil am Logos, *»wie es auch allen zuteil geworden ist, sich selbst zu erkennen«* (ebd. S. 87). Heraklit hält es für möglich, dass ein Mensch das Ganze der Wirklichkeit, seine Ordnung und seinen Ursprung, sozusagen das Logos-Feuer, versteht. Die Einheit von Leben und Tod bezeugt die Nähe des heraklitischen Denkens zum Mythos, sie wird im philosophischen Denken ausformuliert und benannt. Die rudimentär ausgebildete Subjektivität des antiken Menschen legt allerdings den Schluss nahe, dass eher die Todlosigkeit des übergreifenden Ganzen im Vordergrund steht.

In der philosophischen Auseinandersetzung um das Problem des Todes nimmt das Denken Platons (427–347 v. Chr.) eine zentrale Stellung ein. Seine Position steht am Beginn des abendländischen Denkens und bestimmt mit der Lehre der zwei Welten und der Unsterblichkeitslehre grundlegend bis in die Gegenwart hinein die zweitausendjährige Geschichte der Metaphysik. Er hat die christlichen Aussagen über Tod, Hoffnung und Leben jenseits der Todesgrenze tief mitgeprägt. Grundgedanke des platonischen Denkens ist die Trennung der Welt in zwei Bereiche, zum einen in den sichtbaren Teil der Welt und zum anderen in den der Ideen. Das Leibliche wird hierbei der sichtbaren Welt des Werdens und Vergehens zugeordnet, während die Seele den ewigen Ideen, den unwandelbaren Wesenheiten zugeschrieben wird. Der Tod spielt für Platon deshalb eine so wesentliche Rolle, weil der Tod von Grund auf die Bewegung des Lebens und Sterbens in Frage stellt. Alle Bewegung zielt nach Platon auf *»das wahrhaft Seiende«. »Die Kraft aber, in welcher sich diese Bewegung vollzieht, heißt Eros, Liebe.«* (ebd. S. 92) Mit dieser Kraft kommen wir als Menschen dem Ziel immer näher. Die Kraft beinhaltet Staunen und im Staunen geschieht ein *»Stoßen auf«, »Wir stoßen auf etwas, was das gängige Verstehen und die gewohnte Auslegung der Welt in Frage stellt.«* (ebd. S. 92) Der Eros ist für Platon der ursprüngliche Impuls, die ursprüngliche Kraft, die auf Dauer zielt, auf Unvergänglichkeit. *»Eros ist wesentlich zugleich Streben, unsterblich zu sein.«* (ebd. S. 94) Im Dialog Phaidon, der die Unsterblichkeit der Seele zum Gegenstand hat, kommt dies deutlich zum Ausdruck. Er grenzt sich in seinem Denken von dem griechischen Denken ab. Im Hades ließ sich nur ein bewusst- und ereignisloses Schattendasein führen. Platon ist geprägt durch das Leben und Sterben von Sokrates, der den Tod nicht zu fürchten schien. *»Denn ich habe mir sagen lassen, dass man unter andächtigem Schweigen sterben soll. So seid denn ruhig und beherrscht euch.«* (Platon, Der Abschied von Sokrates, in: R. Beck, S. 56)

Aufgrund der inneren Verwandtschaft der Seele mit den Ideen ist die Seele selbst unsterblich und somit nicht der irdischen Dialektik von Leben und Tod unterworfen. In Übereinstimmung mit dem Dionysosmythos spricht Platon von einer alten Kunde, nach der die Seelen beim Tode in die Unterwelt gelangen, es aber von dort eine Rückkehr, eine neue Geburt aus den Toten gibt. Platon hat ähnlich wie Empedokles oder auch Pythagoras die Idee von der Seelenwanderung expliziert. Des Menschen Aufgabe ist es, schon zu Lebzeiten Askese zu üben, um die Seele nicht zu verunreinigen. Platon fordert die Menschen geradezu dazu auf, sich zu ihrem Tod zu verhalten, sich mit dem bevorstehenden Ende zu beschäftigen, um die Ideenschau der Seele zu ermöglichen. Seine letzten Worte sollen gewesen sein: *»Übe zu sterben!«* Das platonische Denken steht dem Mythos noch nicht allzu fern, aber es markiert den Beginn der selbstbewussten, denkenden Philosophie.

Aristoteles (384–322 v.Chr.) war über zwanzig Jahre lang der Schüler Platons und hielt sich bis zu dessen Tod ganz in den Bahnen seines Lehrers. Von Platon übernimmt er die Präexistenz der Seele, den Leib-Seele-Dualismus und die Ideenlehre. Erst später entwickelt er eine eigene Richtung mit der Lehre von energeia und dynamis, von Akt und Potenz, von Wirklichkeit und Möglichkeit. Diese

Lehre hängt aufs Engste mit den Prinzipien Form und Materie zusammen. Alles Seiende bildet sich aus diesen beiden Prinzipien. Hierbei beinhaltet die Materie die Möglichkeit, die Idee der Möglichkeit, das Potenzial für die Entstehung von einem Seienden, während die Wirklichkeit quasi durch den Formungsprozess, durch die Bearbeitung der Materie entsteht. *»Materie ist die reine Möglichkeit, aus der noch alles werden kann. Die Formen dagegen stellen die Wirklichkeit verleihenden, gestaltenden Kräfte dar.«* (G. Scherer, 1988, S. 119) Es ist klar erkennbar, dass sich damit die platonische Ideenlehre fortentwickelt, wobei die Form, nicht wie bei Platon die Idee, einer Trennung von der Materie unterliegt, sondern als Prinzip in jedem Seienden angelegt ist. Aristoteles sieht nun *»jedes konkrete, existierende Seiende als eine solche Konstitution aus den beiden Prinzipien Form und Materie.«* (ebd. S. 119) Dieses anwesende Prinzip nennt Aristoteles *»Seele«*, d.h., dass die Seele als ein im Menschen inhärent wirkendes Ziel angelegt ist. Aristoteles bestimmt Seele als *»erste Entelechie eines organischen physischen Körpers.«* (ebd. S.120) Mit seinem Begriff von Seele, mit der These von der unio substantialis überwindet er den platonischen Dualismus zwischen Seele und Körper: Der Mensch besteht nicht aus zwei Substanzen, Leib und Seele, sondern der Mensch wird definiert als ein Seiendes, das aus Leib und Seele besteht.

Die aristotelische Seele beinhaltet verschiedene Seelenarten. Zunächst ist die vegetative Seele zu erwähnen, die Wachstum, Nahrungsaufnahme und Fortpflanzung regelt. Des Weiteren die Sinnenseele, die sich mit sinnlicher Wahrnehmung und Fähigkeit zur Ortsbewegung beschäftigt. Zu guter Letzt die Geist-Seele, die die Menschenseele ist. Durch die Geist-Seele wird der Mensch ein ›animal rationale‹, ein vernunftbegabtes Wesen. Die Geist-Seele des Menschen zeichnet sich dadurch aus, dass sie offen und empfänglich für alle Möglichkeiten bleibt und eine sinnhafte Aneignung der Welt ermöglicht. Erst die Bewegung von der Möglichkeit als Potenz (dynamis) zum Wirken des Verstandes als Akt offenbart das Wesen des Menschen. Gerade diese höchste Spitze unserer Geistigkeit wird im Tod abgetrennt zu den Göttern zurückkehren, während die niederen Seelen mit dem Menschen entstehen und vergehen. Es lässt sich hier nicht eindeutig sagen, ob Aristoteles eine individuelle Unsterblichkeit angenommen hat, d.h., ob die Identität der Person durch die Trennung der Geist-Seele von den anderen Seelenteilen erhalten bleibt. G. Scherer nimmt an, *»daß es nur einen einzigen tätigen Verstand gibt, an dem alle Menschen teilhaben. In diesem Falle gäbe es keine persönliche Unsterblichkeit des Menschen, sondern höchstens ein Aufgehobensein im Ganzen des einen, umfassenden Geistes.«* (ebd. S. 12)

2. Der Tod aus religiöser Sicht

2.1 Der Tod in den monotheistischen Religionen

Mit den großen Heilslehren unserer Weltreligionen nähern wir uns einer strukturell neuen Vorstellungswelt. Welche Hilfe schöpft der Sterbende aus den großen Heilsbotschaften? Wie verhalten sich das Judentum, das Christentum und der Islam zum Tod? Es ist selbstverständlich, dass sich monotheistische Religionen grundsätzlich von allen anderen Kulturen unterscheiden: sowohl hinsichtlich der Sinngebung menschlichen Lebens als auch hinsichtlich der Todeserwartung. Der Monotheismus nimmt Bezug auf einen einzigen Gott und ändert damit das Verhältnis des Menschen zum Göttlichen in drastischer Weise.

Alttestamentarische und jüdische Überlieferung

Der Gott des Alten Testaments und der Gott des Judentums ist ein Gesetzesgott. Der Tod wird hierbei als ein integraler Bestandteil der Schöpfungsordnung gesehen, der Tod ist eine von Jahwe gesetzte Grenze. Diese Ordnung wird vom Menschen ohne Aufbegehren, in Gehorsam angenommen. Der Tod kommt als Selbstverständlichkeit. *»Unser Leben währet siebzig Jahre, und wenn's hoch kommt so sind's achtzig Jahre, und meistens vergebliche Mühe. Denn es fährt schnell dahin, als flögen wir davon … Lehre uns unsere Tage recht zu zählen, auf dass unser Herz weise wird.«* (Psalm 90,5, 12) Nach alttestamentarischer Aussage hält Jahwe Leben und Tod gleichermaßen in seinen Händen, das Leben wird hierbei als höchstes Gut gekennzeichnet. *»Ich will ihn sättigen mit langem Leben und ihm zeigen mein Heil.«* (Psalm 91,16) Es geht darum, seine Lebenstage auf Gott gerichtet hinter sich zu bringen, um dann mit einem ›guten Tod‹, einem Gott wohlgefälligen Tod das Zeitliche zu segnen. Jahwe ist die Quelle des Lebens und Leben wird erst sinnvoll in der gelebten Kommunikation mit ihm. Dadurch wird das Leben zur Aufgabe, die erst mit dem Tod beendet ist. Immer wieder wird Leben positiv bewertet: *»Gedenke unser zum Leben, Gottkönig, der Du das Leben willst, schreibe uns ein in das Buch des Lebens um Deinetwillen, lebendiger Gott.«* Gott will ja nicht den Tod des Sünders: *»… macht euch ein neues Herz und einen neuen Geist … denn ich habe keinen Gefallen daran, dass einer stirbt, spricht Gott der Herr. Darum kehrt um und lebet.«* (Hesekiel 18,31–32) Die Dualität Leben/Tod wird noch zugespitzt durch die Vermischung mit dem Dualismus Gut/Böse: *»Siehe ich habe dir heute vorgelegt das Leben und das Gute, den Tod und das Böse … Segen und Fluch. Wähle das Leben.«* (Deuteronomium 30,15–19) Doch neben dem guten Tod gibt es im Alten Testament auch immer einen bösen Tod. Es besteht eine Beziehung zwischen Tod und Sünde. Der Mensch stirbt nicht nur, wenn seine Tage gezählt sind, nach einer friedvollen Erfüllung des Lebens. Es gibt auch den plötzlichen, verfrühten Tod, der als Strafe Jahwes ausgelegt wird. Seine Vorboten können Krankheit, Not, Krieg, Armut usw. sein, die allesamt dem Scheol, dem Schattendasein, dem Totenreich, zugehören.

Der Tod wird als lebensbestimmende Macht erfahren. Der Tod wird weder verdrängt noch verklärt. Im Angesicht des Todes erfährt der Mensch, was es bedeutet, ein Mensch zu sein. Er erkennt seine eigene Kleinheit und Nichtigkeit, die ihn Gottes Ewigkeit in aller Deutlichkeit erkennen lässt. Dem Menschen stehen nur Wahl und Entscheidung für den einen oder den anderen Weg zur Verfügung: Gehorsam gegenüber dem Wort Gottes, das ist der Weg der Weisheit, der ins Leben führt. Der Weg der Torheit führt zum Tode. Wer letzteren wählt, findet sich im Scheol wieder, erdrückt vom Schweigen Gottes. Der Tod kann keine selbstständige Bedeutung beanspruchen. Es ist Jahwe, der Leben gibt oder nimmt, der Tod ist unausweichlich und letztlich der Grund für tiefe Hoffnungslosigkeit. So klagte Hiob: »*Wozu das Leben?*« … »*Hiob hob an und sprach: Ausgelöscht sei der Tag, an dem ich geboren bin, die Nacht, die sprach: Ein Mann ist empfangen. … Warum starb ich nicht vom Mutterschoße weg, kam aus dem Mutterleib hervor und schied nicht gleich dahin? Still läge ich jetzt und könnte rasten, entschlafen wäre ich und hätte Ruhe.*« (Hiob 3,1–13)

Der Tod wird als factum angesehen, als Grenze, doch es wird nicht darüber hinaus spekuliert. Der Mensch wird diesseitig definiert, wird aber dennoch religiös verstanden. Man findet sich in sein Los. Gedenke, dass der Mensch Staub ist und zu Staub zurückkehrt. Damit wird jeder hoch gehaltene Wert entwertet. Quelle des Lebens ist die Gottesfurcht, doch was sind schon alle Weisheiten und Regeln wert, wenn der Tod sein muss? Der Tod trifft Gottlose und Fromme gleichermaßen. Wo bleibt der Sinn, wenn der

Mensch ein Leben in memento mori auf Abruf lebt? Die letzten Fragen über Leben und Sterben kann das Alte Testament nicht beantworten. Doch seit dem zweiten vorchristlichen Jahrhundert installiert sich allmählich eine Hoffnung über den Tod hinaus. Die bohrende Frage nach dem letztendlichen Schicksal des Menschen wird aufgefangen in der Antwort *»Ich aber bleibe immer bei dir«* (Psalm 73,23). Im Buch Daniel heißt es: *»Von denen, die im Land des Staubes schlafen, werden viele erwachen, die einen zum ewigen Leben, die anderen zur Schmach, zu ewigem Abscheu. Die Verständigen werden strahlen, wie der Himmel strahlt; und die Männer, die viele zum rechten Tun geführt haben, werden immer und ewig wie die Sterne leuchten.«* (Daniel 12,2.3)

Mit dem Auftreten der jüdisch-christlichen Religion geschieht eine entscheidende Zäsur, ein Wendepunkt in der Deutung des Todes. Standen im mythischen und im klassisch-hellenistischen Todesverständnis die Natur und die kosmologische Ordnung im Mittelpunkt, entwickelt sich im jüdisch-christlichen Denken eine neue Individualität. Der einzelne Mensch wird durch die Unabwendbarkeit des Todes und seiner letztlichen Unverstehbarkeit in klare Grenzen verwiesen. Jahwe zeigt dem einzelnen Menschen seine Übermacht. Gegenüber dieser Übermacht muss das Individuum die Unwichtigkeit seiner eigenen Person erleben und dennoch zu seinem Leben und Sterben Position beziehen. Das Erleben dieser Diskrepanz ist die Folge: zwischen dem übermächtigen Gottesbild und der profanen Welt.

Neutestamentarische Überlieferung

Im Neuen Testament sind die Vorstellungen und eindeutigen Auskünfte den Tod und das Danach betreffend ebenso diffus und vielgesichtig wie im Alten Testament. Das Neue Testament kennt zunächst den Tod als Folge der Sünde. Sterben ist nicht einfach ein natürlicher, biologischer Vorgang, sondern die Sichtbarkeit der Schuld. Andererseits nimmt Jesus gerade diese Schuld in seinem Opfertod auf sich und seine Auferstehung liefert quasi eine Garantie für ein paradiesisches ewiges Leben aller Menschen, die mit Christus im Glauben verbunden sind. So sagt er: »*Ich bin die Auferstehung und das Leben. Wer an mich glaubt, der wird leben, ob er gleich stürbe.*« (Johannes, 11, 25) Erst durch den Tod Jesu am Kreuz scheint der Mensch frei geworden zu sein. Im Neuen Testament ist Gott nicht nur Schöpfer, sondern gleichermaßen Erlöser der Menschen.

Das Christentum und sein Todesverständnis kann man jedoch nicht nur von den Begriffen Schuld, Sünde, Gericht und Gesetz her begreifen, sie sind durch den Opfertod Christi und die Überwindung der Sünde mit der frohen Botschaft der Liebe Gottes zum Menschen vereinbar. Der Tod hat für den Menschen im Christentum etwas durchaus Doppeldeutiges an sich: Einerseits ist der Tod Strafe für die Sünden, gekoppelt mit der ständigen Bedrohung durch ewige Verdammnis, andererseits negiert der Liebestod Christi den Sündentod. Etwas Positives entsteht aus dieser Negation. Der Tod bedeutet nicht mehr Zerstörung des Menschen, sondern Verwandlung zu einem besseren, ewigen, paradiesischen Leben hin. Der Gott der Toten hat sich in einen Gott der Lebenden verwandelt, der seine Schöpfung liebt und sie der Gnade anteilig werden lässt. Offen bleibt die Frage, wie man sich die Verwandlung nach dem Tode vorzustellen hat. Die Lehre von der Seelenwanderung, wie sie zum Beispiel im Buddhismus und in archaischen Gesellschaften zu finden ist, wird im Christentum auch heute noch aufs Heftigste bekämpft. Endziel des Lebens ist das Reich Gottes, das dem Gläubigen das ewige Leben, das Gewand der Unsterblichkeit verspricht, den Ungläubigen, den Gottlosen dagegen die ewige Verdammnis. Das Leben ist Vorbereitung auf ein gottgefälliges Sterben hin, der Grad der posthumen Seligkeit oder Verdammnis hängt ab vom Ausmaß des Glaubens oder der Sünden. Werner Fuchs wirft den Vertretern der Kirche vor, *»mit aller Wortgewalt und allen zur Verfügung stehenden Schreckensbildern«* (1979, S.78) Todesfurcht zu evozieren.

Dennoch billigt das Neue Testament dem Menschen einen neuen status quo zu: den eines Individuums. Das bedeutet: Sein Leben und sein Sterben sind in einen Dialog mit Gott eingebunden, er hat ihn nicht vergessen, er ist einzigartig. Individualität kann sich ausbilden, direkt von Gott geschenkt. Der Mensch definiert sich aus einem wesenhaften, individuellen Verhältnis zu Gott. Christen dürfen in der Hoffnung leben, dass ihre Individualität jenseits der Todesgrenze gewahrt bleibt. Es gibt die Glaubensüberzeugung von einer bleibenden Verbundenheit des Menschen mit Gott und mit Christus, die auch durch den Tod nicht aufgehoben werden kann. Der Tod wird als Trennung von Leib und Seele begriffen und die Seele gelangt am Tage des Jüngsten Gerichts in ein persönliches Gericht und von da aus weiter in eine himmlische Heimat der Seele. Die Heilsgeschichte macht dem Menschen Hoffnung auf ewiges Leben und auf die Sicherung seiner personalen Identität. Die Herausbildung der Individualität verändert die Perspektive auf den Tod. Von einem natürlichen Faktum, das am Ende jedes Lebens zu erwarten ist, wandelt er sich zu einer individuellen Bedrohung des einzelnen Menschen, vom ewigen Leben ausgeschlossen zu werden. Die drohende Auslöschung durch den Tod wird bedeutungsvoll für das menschliche Leben und nötigt den Menschen zu einer intensiven Auseinandersetzung mit seiner Sterblichkeit.

Der Tod aus islamischer Sicht

Die islamische Thanatologie wurzelt im Koran, dem heiligen Buch der Muslime, das dem Propheten Muhammad im 7. Jahrhundert offenbart wurde. Der Koran gibt Direktiven für ein Leben im Diesseits und Jenseits und ist bis heute der integrierende Faktor der islamischen Welt. Der Islam kennt keine Erbsünde, der Tod wird auch nicht als der Sünde Lohn verstanden, er ist eingeplanter Bestandteil des Schöpfungszieles. Der Tod ist die letzte unvermeidliche Erfahrung des Lebens. Auch der Koran verspricht dem Guten, dem Gehorsamen seinen Lohn nach dem Tod und dem Schlechten die Strafe Allahs. In der dritten Sure heißt es: *»... jede Seele erhält dann verdienten Lohn ... Sollte denn der, welcher nach Allahs Wohlgefallen gelebt, gleich dem, der Allahs Zorn auf sich geladen hat, dahinfahren und die Hölle seine Wohnung sein? Es ist eine unglückliche Reise dorthin. Bei Allah gibt es verschiedene Grade der Belohnung und Bestrafung, und er weiß alles, was ihr tut.«*

Der Koran ist reich an Versen, in denen der Tod thematisiert wird. Doch bedeutet er nicht das Ende, denn nach dem irdischen Tod gibt es ein Weiterleben: *»Und Er ist es, Der euch das Leben gab, und dann wird Er euch sterben lassen, und dann wird Er euch wieder lebendig machen.«* (22,66) Der unterlegte Sinn des Lebens ist ein Gottesdienst, der den Menschen bis zu seinem Tod einbindet. Nach dem Koran sind alle menschlichen Handlungen zwar von Allah bestimmt, auch das Sterbedatum ist bereits bei der Erschaffung des Menschen festgesetzt, doch bleibt dem Menschen die Freiheit, dazu Stellung zu beziehen, sein Leben in den Dienst Allahs zu stellen, um sich ein zukünftiges Leben an der Seite Allahs zu erwerben. *»Der Tod ist der Kristallisationspunkt des gesamten Lebens; in der Volksliteratur wird diese Vorstellung mit dem Bild vermittelt, dass der Mensch das Gewand für seinen Tod selbst gewebt hat. Das heißt, der Tod ist ein Warner, der dem Lebenden einen Spiegel vorhält.«* (von Barloewen, 1996, S. 173)

In der islamischen Glaubenslehre wird der Tod als Schwelle oder als Brücke verstanden, um die andere Welt zu erreichen. Dies geschieht nie ohne die Gnade Allahs.

Neben dem Glauben an den höchsten, einen Gott, Allah, gehört der Glaube an den Jüngsten Tag zu den wichtigsten religiösen Grundwerten, »... *wer an Allah und den Jüngsten Tag glaubt und Gutes tut – diese haben ihren Lohn bei ihrem Herrn* ...« (2,62). Die Art der Weiterexistenz bleibt dem Menschen verborgen, sie wird verschlüsselt in Sinnbildern, in den reichen volkstümlichen Überlieferungen – der Sunna –, und in der blumigen Gefühlswelt der Bildersprache. Allenfalls die Mystiker haben Zugang zur feinstofflichen, spirituellen Ebene der diesseitigen Welt.

Um den Tod richtig zu verstehen, muss sich der Muslim, in den Bahnen der traditionellen Überlieferung, ständig einer inneren Vorbereitung unterziehen. Der Todesengel wird auch Schenker der Freude genannt, das Grab ist ein Vorgarten des Paradieses. Die getreuen Gläubigen können mit dem Todesengel sprechen und die Engel werden antworten und sich als Beschützer und Freunde erweisen. Der Prophet bezeichnete das Grab angeblich als ersten Ort des Jenseits, es nimmt im islamischen Glauben einen wichtigen Stellenwert ein. »*Wichtig ist, daß der Mensch zu seinen Lebzeiten über das Grab meditiert, denn als Toter kann er nicht mehr beten, auch wenn er es möchte.*« (Barloewen, 1996, S. 183)

Im Lebenszyklus nimmt das Totenritual den gleichen Stellenwert ein wie eine Hochzeit. Die persische Tradition versieht Trauer und Liebe mit demselben Begriff, Totenklagen sind gleichzeitig Liebeslieder. Totenklagen, Gesänge und Passionsspiele sind alte Typen der vorislamischen und islamischen Poesie. Der Tod wird in Bildern einer herzzerreißend schreienden Kamelmutter, die ihr Junges verloren hat, beschrieben. Es gilt als tugendhaft, Trauer zu zeigen und darüber zu sprechen. Der Sterbende geht seinen letzten Weg nicht alleine – er ist Tag und Nacht von seiner Familie umgeben und es gibt genaue Instruktionen für die Sterbestunde. So muss man zum Beispiel den Kopf in Richtung Mekka legen, man darf den Sterbenden nicht mehr anfassen, um seine Seele nicht festzuhalten, und der Leichnam muss der Reihe nach mit klarem Wasser, mit Lotuswasser, mit Kampfer und schließlich mit Rosenwasser rituell gereinigt werden. Mit der Beerdigung ist die Trennung vollzogen.

2.2 Tod im Buddhismus

Buddha war ein Mensch. Er lebte wie ein Mensch, der den Weg gefunden hat, mit dem das Leid und die Ursachen des Leidens aufgehoben werden können. Der Buddhismus ist keine theistische Religion, sondern eine Weltanschauung. Der Philosoph und buddhistische Mediziner Stephan Pálos sagt: »*Es gibt im Buddhismus im wesentlichen Sinne keine starre Glaubenslehre (= Dogmatik), die die Gedanken einschränkt, keine Fesseln, in die einen die Gewohnheit schlägt, keine Erzeugung von Schuldgefühlen und keine Sündenvorstellung, derzufolge der Weg des einen Menschen abwärts (Hölle), der des anderen aufwärts (Himmel) führt. Es gibt nur den einfachen Menschen mit seiner inneren Wirklichkeit.*« (Pálos, 1968, S. 18)

Den wahrscheinlich verlässlichsten Ausgangspunkt der Geschichte des Buddhismus erhält man, wenn man die Überlieferungen der ersten Predigt des Buddha studiert. Diese erste Predigt darf man sich nicht als Lehre vorstellen, die die Struktur eines Systems aufweist, sondern eher als eine aus Fragmenten bestehende mündliche Überlieferung, die eine als ›Achtfacher Pfad‹ bekannte Inhaltsangabe praktischer Anweisungen darstellt. Es wird in der ersten Predigt erzählt, dass Buddha fünf Gefährten früherer asketischer Kasteiungen zu unterrichten begann, wie er den todlosen Zustand erreicht hat. Er formulierte den ›Weg der Mitte‹, der Mittel vorschreibt, um das Übel der Existenz zu heilen. Dieser Weg der Mitte (der ›Achtfache

Pfad‹) vermeidet die beiden Extreme, nämlich die Suche nach der Glückseligkeit durch übertriebene Askese oder durch die sinnlichen Freuden. Der Weg der Mitte besteht in: »*1. der rechten (oder richtigen) Meinung, 2. rechtem Denken, 3. rechtem Wort, 4. rechter Aktivität, 5. rechten Existenzmitteln, 6. rechter Anstrengung,* 7. *rechter Aufmerksamkeit und 8. rechter Konzentration.*« (Eliade, 1978, Bd. 2, S. 88)

Im zweiten Teil der ersten Predigt finden wir ein weiteres Schema, das Herz seiner Lehre, die vier ›Edlen Wahrheiten‹. Die erste edle Wahrheit betrifft die Universalität des Leidens. Denn »*die Geburt bedeutet Schmerz, der Verfall ist Leid, die Krankheit ist Leiden, der Tod ist Leiden. Mit dem verbunden sein, was man nicht liebt, bedeutet Leiden. Von dem getrennt sein, was man liebt (…), das nicht haben, was man begehrt, bedeutet Leiden.*« (ebd. S. 87) Die zweite edle Wahrheit handelt von der Ursache des Leidens. Der Ursprung des Leidens liegt in den die Wiedergeburt verursachenden Begierden. Diese Begierden sind beständig damit beschäftigt, neue Wonnen zu finden, neues Verlangen zu schüren. Die dritte edle Wahrheit erzählt von der Erlösung vom Leiden durch die Vernichtung der Begierden. Die Auflösung des Leidens ist gleichbedeutend mit dem Zustand, den die Buddhisten ›Nirvana‹ bzw. Unsterblichkeit nennen. In poetischen Visionen wird Nirvana als höchste Seligkeit, Intelligenz, Licht, Wahrheit, Ruhe und Frieden beschrieben. Die vierte edle Wahrheit zeigt die Wege auf, die zum Aufhören des Leidens führen. Der Weg aus dem Leiden führt, wie schon erwähnt, über den achtfachen Pfad, den Weg der Mitte. Der Ursprung dieses Weges liegt in der Erfahrung der Meditation.

Über Gautama Buddha wird berichtet, dass er beim Verlassen seines Palastes zunächst einem Alten, dann einem Kranken begegnet und schließlich einen Toten sieht. Nach diesen für ihn wichtigen Begegnungen wird ihm die Bedeutungslosigkeit seines bisherigen Lebens schlagartig klar. Das festigt seinen Entschluss, nach der letzten Befreiung von Leiden, Alter, Krankheit und Tod zu forschen. Angesichts des Todes sind alle irdischen Güter und Freuden zweck- und wertlos. Das verdeutlicht die grundlegende Bedeutung des Todestopos. Ein sinnerfülltes Leben ist nach der traditionellen Sicht nur im Wissen um eine Lösung des Todesproblems denkbar. Die Antwort auf das Sterben liegt in der Lehre der Wiedergeburt, d.h. im Wechsel der Existenzformen. Die Metapher des Rades der Wiedergeburt beschreibt, wie eine Daseinsform in eine andere übergeführt wird. Der Tod ist nach buddhistischer Wertung nur eine äußere Erscheinungsform, die Seele wird als etwas gesehen, das in seinem Wesen vom Tode nicht berührt wird. Hier gibt es eine entscheidende Gemeinsamkeit zwischen östlichem und westlichem Denken: Der Tod ist nur ein für den Körper wichtiges Ereignis, sozusagen eine Übergangskrise von einer Daseinsform in die andere. Die Unsterblichkeit der Seele besteht in der Befreiung von einer illusionären Ichvorstellung, die am Anfang von Leiden und Tod steht. Demzufolge darf das Nirvana als das Abfallen der Ich-Bezogenheit, als die Vernichtung der Begierde, als das Ende des Leidens verstanden werden.

Die unzähligen Kontroversen um das Selbst und um die Natur des Nirvana finden in der Erfahrung des Erwachens ihre Lösung, sind jedoch auf der Ebene des Denkens nicht zu lösen. Buddha weist die Idee des Selbst zurück. Einerseits wird das Selbst, das der Seelenwanderung unterworfen ist, geleugnet, andererseits scheint es fähig zu sein, sich zu befreien und das Nirvana zu erreichen. Dies wirft ein Paradox auf: Theoretisch wird die Tat und die Vergeltung der Tat hervorgehoben, gleichzeitig wird aber derjenige, der handelt, geleugnet. An die Idee des Selbst zu glauben, hieße an die Kontinuität der Person, an die Dauer zu glauben; das Selbst zu leugnen bedeutet die Annahme der Vernichtung durch den Tod.

Der Buddhismus lässt sich nicht in Spekulationen über das Jenseits verwickeln und weigert sich, Lösungen zu philosophischen Fragen zu diskutieren. Die letzten Fragen bleiben unbeantwortet. Warum wird nicht analysiert und diskutiert? Diese Frage wird beantwortet: *»Weil es nicht nützlich ist, weil es nicht mit dem heiligmäßigen und spirituellen Leben verbunden ist und nicht zum Ekel vor der Welt, zur Loslösung, zum Aufhören der Begierden, zur Ruhe, zum tiefen Eindringen, zur Illumination, zum Nirvana beiträgt!«* (ebd. S. 86)

2.3 Die tibetischen und ägyptischen Totenbücher

Ein einzigartiges Dokument des tibetischen Lamaismus über den Tod schrieb der Dichter und Heilige Milarepa: das Buch Bardo Thödol. Der Bardo Thödol ist das tibetische Totenbuch der *»spontanen Befreiung vom Zwischenzustand – zwischen Leben und Wiedergeburt –, den wir Tod nennen, in symbolische Sprache gekleidet«* (Lama Anagarika Govinda, 1978, S. 22) oder *»die Befreiung durch Hören auf der Stufe nach dem Tode«* (W. Y. Evans-Wentz, 1978, S. 77). Es ist weit jüngeren Datums als das ägyptische Totenbuch und wurde erst im 8. Jahrhundert niedergeschrieben. Dieses Buch wird wie ein Brevier oder ein Führer für die Sterbenden und die Toten gelesen, war jedoch ursprünglich ein Buch für die Lebenden, das ermöglichen sollte, die Illusion des Sterbens zu durchschauen und innere Befreiung zu erlangen. Das Bardo Thödol leitet an, die unterschiedlichen Stadien und Schwebezustände zwischen Tod und Wiedergeburt auszuleuchten. Dieser Zeitraum zwischen Tod und Wiedergeburt dauert symbolische 49 Tage.

Die Tibeter benennen sechs so genannte Zwischenzustände, beziehungsweise sechs verschiedene Bewusstseinszustände: das (normale) Wachbewusstsein, das Traumbewusstsein, den Zustand des Versenkungsbewusstseins, das Todeserlebnis, das Erleben der Wirklichkeit und das Wiedergeburtsbewusstsein. Dies zeigt, dass es sich hier nicht einfach um eine Anweisung zum Sterben oder gar um eine Art Totenritual handelt, sondern um ein Dokument, das für die Lebenden gleichermaßen von Bedeutung ist. Der Text gliedert sich in drei Teile. Der erste Teil, genannt Tschikhai-Bardo, beschreibt die seelischen Befindlichkeiten im Moment des Todes. Der zweite Teil, der so genannte Tschönyi-Bardo, beschäftigt sich mit dem nach dem Tod eintretenden Traumzustand, d.h. den karmischen Illusionen, und der dritte Teil, genannt Sipa-Bardo, macht Aussagen über den Sog der neuen Wiedergeburt und der pränatalen Ereignisse. Die Belehrungen im Text wollen auf den verschiedenen Stufen der Verstrickungen auf Möglichkeiten der Erlösung aufmerksam machen. Einsicht und Erleuchtung, d.h. die größte Erlösungsmöglichkeit vollzieht sich im Prozess des Sterbens. Diese Bardo-Texte werden von einem Lama dem Sterbenden bzw. dem eben Verstorbenen ins Ohr gesprochen.

Bis zur erneuten Reinkarnation legt der Tote keinen einfachen Weg zurück. Ist im Prozess des Sterbens noch die höchste Erlösungsmöglichkeit angedeutet, treten im nächsten Zustand, dem Tschönyi-Bardo, mächtige und grauenhafte Göttinnen und bluttrinkende Gottheiten sowie der vernichtende Todesgott selber auf. C. G. Jung sieht diesen Zustand als bedrohlichen Traum- und Degenerationszustand, der sich im letzten Bardo-Zustand (Sipa) noch steigert (vgl. C. G. Jung, 1978, S. 51). Diese Höllenqualen werden folgendermaßen beschrieben: »*Der Todesgott schlingt ein Seil um deinen Hals und zerrt dich weg; er schneidet deinen Kopf ab, nimmt dein Herz heraus, reißt deine Eingeweide heraus, leckt dein Hirn aus, trinkt dein Blut, ißt dein Fleisch und nagt an deinen Knochen; du aber bist unfähig zu sterben. Selbst wenn dein Körper in Stücke zerhackt wird, erholt er sich wieder. Das wiederholte Zerhacken bereitet furchtbaren Schmerz und Qual.«* (Text des Bardo, S. 44)

Diese Torturen werden von C. G. Jung als »Desintegration der Ganzheit« betrachtet, *»das psychologische Äquivalent dieser Zerstückelung ist die psychische Dissoziation«* (ebd. S. 51). Die Todesgötter entspringen den eigenen Halluzinationen, das Totenbuch nennt dieses Phänomen eine karmische Illusion. C. G. Jung führt weiter aus: *»Die karmische Illusion bedeutet eine Überzeugung oder ein Weltbild von äußerst irrationaler Natur, welches nie und nirgends den Urteilen des Verstandes entspringt oder entspricht, sondern ausschließlich durch ungehemmte Einbildungskraft erzeugt wird.«*

Die Wirklichkeit, wie sie im Tschönyi-Zustand erfahren wird, also der nach dem Tod eintretende Traumzustand, ist die Wirklichkeit der Gedanken. Alles, was den Menschen ausmacht, seine Gedankenformen, seine Welt und sein Welterleben, bildet etwas ab, *»was tief im Subjekte selber verborgen liegt, in der eigenen transsubjektiven Wirklichkeit«*. (ebd. S. 52)

Das Tibetanische Totenbuch gleicht dem Ägyptischen Totenbuch so weit, dass Evans-Wentz *»eine ursprüngliche kulturelle Verwandtschaft zwischen den beiden«* (ebd. S. 77) vermutet; die Texte beziehen sich auf das Leben nach dem Tod und wurden dem Toten als schriftlicher Pass mit ins Grab gegeben. Das Ägyptische Totenbuch war grundsätzlich jedermann zugänglich, der Erwerb dieser Texte war keine Frage der Einweihung. In seinen Ausführungen kann es als menschlicher betrachtet werden als das Tibetanische. Es führt zwar auch die Stationen größter Bedrohung auf, dient aber gleichzeitig als eine Art Zauberbuch wie sich der Tote vor Gefahren, Schlangen usw. sichern kann, ein Buch also der konkreten Anweisungen.

Die Gerichtsszenen in beiden Totenbüchern scheinen in

wesentlichen Punkten ähnlich. Der König des Todes wägt symbolisch die guten gegen die bösen Taten auf: Das Herz auf der einen Seite stellt die Führung oder das Gewissen des Verstorbenen dar und die Federn auf der anderen Seite stellen Rechtschaffenheit oder Wahrheit dar. In der ägyptischen Szene übt dieses Amt der affenköpfige Thoth, der Gott der Weisheit aus, in der tibetischen Szene ist es der ebenfalls affenköpfige Schindsche. Im ägyptischen Text spricht der Verstorbene sein Herz an: *»Erhebe nicht dein Zeugnis wider mich. Sei nicht mein Widersacher vor der göttlichen Runde; laß die Waage nicht fallen gegen mich in Gegenwart des großen Gottes, des Herrn von Amenta.«* (ebd. S. 111)

Die Gerichtsprotokolle der Richter Thoth bzw. Schinsche spiegeln das Karma des Verstorbenen, Pfade (der Himmelspfad für die Guten, der Höllenpfad für die Bösen) werden den Seelen zugewiesen und Dämonen warten darauf, die verdammten Seelen an einen Ort der Vergeltung zu schleppen. Im Bardo hängen Glück oder Unglück von der karmischen Vergangenheit der Seele ab: *»Diejenigen, die viel schlechtes Karma auf sich vereinigen, werden in diesem Bardo von schrecklichen Qualen heimgesucht, stoßen schrille Schreie aus, werden von waffentragenden ›raksnasas‹, furchterregenden Raubtieren und tobenden Naturkräften heimgesucht. Diejenigen, die karmische Verdienste erworben haben, durchleben tiefe Freuden, während diejenigen mit neutralem Karma von eintöniger Dumpfheit und Indifferenz geprägt sind.«* (Barloewen, ebd. S. 46)

3. Von der ars moriendi des Mittelalters bis zur säkularisierten Welt

Am Übergang vom Mittelalter zur Neuzeit, der sozialhistorisch geprägt ist durch die Rezession feudaler Einrichtungen der Gesellschaft und das Aufkommen bürgerlich-kapitalistischer Produktions- und Lebensformen, wird das Thema Tod und Sterben deutlich aufgewertet. Die Entwicklung einer ars moriendi in der Christenheit wird begleitet von einer Fülle von Lehrgedichten und Traktaten, die sich mit der Kunst zu sterben beschäftigen, in der Hoffnung, das Sterben sei lernbar und damit überwindbar. Nach Luther ist der verlorene Mensch dadurch gekennzeichnet, dass er weder leben noch sterben kann. Platon, von einem seiner Schüler auf seinem Sterbebett nach der Quintessenz all seiner Lehren befragt, antwortet: *»Übe zu sterben.«* Diese Hoffnung auf Rationalisierung des individuellen Todeserlebnisses hat seit Platon und dann vor allem der Stoa eine lange Geschichte. Das neue, von der ars moriendi geprägte Bild, beschreibt einen pathetischen und individuellen Tod, den Ariès den *»eigenen Tod«* nennt.

Das Christentum hat die traditionellen Gedankengänge zur Vergegenwärtigung des Todes und der stoischen Lebensweisheitslehren mit der Forderung nach naturgemäßem Leben, nach Erdulden des Übels u.a.m., wiederaufgenommen. Der Grundtonus: *»Mit der Geburt beginnen wir zu sterben, und das Ende setzt mit dem Anfang ein.«*(Ariès, 1985, S. 123) Diesem Grundtonus begegnen wir bei Platon, beim Heiligen Bernhard und auch bei Montaigne. Den Religionen stand von jeher die Aufgabe zu, eine Todessemantik bereitzuhalten, die das Leben als ein sinnvoll geordnetes Ganzes interpretiert und zum anderen die Bedrohung kommunikabel macht und damit entschärft. Die Vorstellungen, die sich die Christen von Tod und Unsterblichkeit gemacht haben, waren im Laufe der Zeiten großen Veränderungen unterworfen: Die sehr alte Paulusapokalypse beschrieb noch ein Paradies und eine an Höllenqualen reiche Unterwelt. Der Heilige Augustinus und mit ihm die Kirchenväter haben das Seelenheil in einer endgültigen Konzeption beschrieben und vorgelegt. Die Menschen des frühen Mittelalters erwarteten die Wiederkehr Christi ohne Angst vor dem Gericht (s. Ariès, Kap. I, Der gezähmte Tod). Die Eschatologie, d.h. die religiösen Vorstellungen von den letzten Dingen, ist prägend für die kollektive Mentalität.

Der Tod des späten Mittelalters war ständiger Begleiter der Lebenden. Unermüdlich warnten Prediger die Menschen davor, Beichte und Buße nicht bis zur letzten Stunde aufzuschieben. Diese Menschen erfüllte eine große Furcht – die Furcht vor dem plötzlichen, unvorbereiteten Tode. Der vorbereitete Tod machte den Sterbenden zum Mittelpunkt einer Gemeinschaft. Zugelassen war hierbei jeder, das Sterben war eine öffentliche Angelegenheit, die sich vor den Augen und unter Mitbeteiligung der anderen Menschen ereignete. Das Drama des Sterbens ist aus den unermesslichen Räumen des Jenseits in eine greifbare Nähe gerückt, ins Zimmer des Sterbenden. Ariès beschreibt, wie dieses Drama feierliche Inszenierung fand: *»In den artes moriendi sind die Heilige Jungfrau und der gekreuzigte Christus stets gegenwärtig; und wenn der Sterbende in einem letzten Seufzer seine Seele aushaucht, erhebt Gottvater weder das Schwert noch die Hand des Richters, sondern den barmherzigen Stachel des Todes, der die physischen Leiden und die geistlichen Prüfungen abkürzt. Schließlich kommt es so weit, daß Gott weniger Richter vor dem Tribunal als Schiedsrichter eines Kampfes zwischen den Mächten von Gut und Böse ist, dessen Einsatz die Seele des Sterbenden bildet.«* (Ariès, S. 139)

Die letzte Prüfung ist also an die Stelle des Jüngsten Gerichtes getreten. Die mittelalterliche Vorstellung beinhaltet zwei Welten: Das Leben mündet nicht in ein absolutes Nichts, sondern die Seele geht in eine andere Welt, das Jenseits, über, wo ein neuer Abschnitt ihrer Existenz beginnt. Die Lebenden nutzten alle erdenklichen Möglichkeiten, um die Qualen der Toten zu mildern und ihr Verweilen im Fegefeuer zu verkürzen: mit Totengebeten und -messen, mit Opfern für die Heiligen, mit Almosen an die Armen und Ablasskäufen.

Eine Aufwertung erfährt das Todesthema in dieser Zeit vor allem in den vor dem 16. Jahrhundert entstandenen Totentänzen (les danses macabres) und in den sich davon ableitenden Formen der Volkskunst. Der Totentanz *»ist ein tendenziell endloser Rundtanz, in dem sich jeweils ein Toter und ein Lebender abwechseln. Die Toten führen den Reigen an und sind die einzigen, die tanzen. Jedes Paar setzt sich aus einem nackten, entfleischten, geschlechtslosen und wilden Gerippe und einem je nach seinem gesellschaftlichen Stand gekleideten und gänzlich verblüfften Mann (später auch einer Frau) zusammen. Der Tod reicht seine Hand dem Lebenden, den er sich ausersehen hat, der ihm aber noch nicht Folge leistet. Die Kunstwirkung besteht im Kontrast zwischen der rhythmischen Wildheit der Toten und der Gelähmtheit der Lebenden. Der moralisch-erzieherische Zweck ist der, die Ungewißheit der Todesstunde und die Gleichheit der Menschen angesichts des Todes vor Augen zu führen.«* (Ariès, S.149)

Die Begegnung zwischen Mensch und Tod ist hier nicht gewaltsam. Der Anblick des Todes ist als Mahnung gedacht und bedeutet gleichermaßen die Hinwendung zu einem profanen Todesbild. Der Totentanz war Ausdruck der Integration des Todes in den Alltag. War der Tod vormals Anlass zur Erneuerung des Lebens (der Tanz über die Gräber war Ausdruck der Freude, am Leben bleiben zu dürfen), so verliert er hier allmählich seinen Charakter als Initiation zu neuem Leben, als Übergang und Neubeginn. Gegen Ende des 14. Jahrhunderts, bis ins 16. Jahrhundert hinein, entstehen Darstellungen, auf denen die Lebenden mit ihrem eigenen Tod durchs Leben tanzen. Die Dramatik des Todes steigert sich, auch die emotionale Dichte, und zwar in einem Maße, wie dies bisher nicht bekannt war. Der Tod wurde in verstärktem Maße zu einem Ort, an dem der Mensch das tiefste Bewusstsein von sich selbst erlangen konnte.

Nicht mehr die grundlegende, anthropologische Grundkonstante der Transzendenzerfahrung, die die übernatürliche oder metaphysische Sphäre der Religion kennzeichnet, steht weiter im Vordergrund der Aufmerksamkeit, sondern das in Bildern und Sprache mehr als deutlich dargestellte Todesereignis, das Ende des Lebens und seine unausbleiblichen Konsequenzen: Leichnam und Verwesung. War die anfängliche Absicht der ›danses macabres‹ als Mahnung gedacht an die Vergänglichkeit und Eitelkeit des diesseitigen Lebens, so schlägt diese Mahnung jetzt um in eine Lektion über das Grauen und die Schrecken des Todes und der Verwesung. Zeitgleich mit den ›artes moriendi‹ treten die makabren Themen in der Literatur und in der Ikonographie in Erscheinung, die den bevorstehenden Verfall des Leibes unerbittlich zum Thema machen. Unter »makaber« versteht Ariès *»die realistischen Darstellungen des menschlichen Körpers im Zuge der Verwesung«* (a.a.O., S. 141).

Beispiele für die bedrohliche Nähe des Todes und den Abscheu vor der Endlichkeit sind bereits in den Inspirationen romanischer Künstler zu sehen, die eine bronzene Schale mit einem Skelett verzierten. Maler und Bildhauer stellen Krankheit und den bereits im Leben offenkundigen Tod dar. Der Tod wurde in der Symbolik der Sprache und der bildhaften Darstellung abgebildet. Der Triumph des Todes ziert Grabmäler und Holzschreine, er existiert in Freskenformen in Kirchen, Kreuzgängen und auf Friedhöfen. Die christliche Religion, die auf dem Versprechen des ewigen Heils gründet, zeichnete die Gestalt des apokalyptischen Reiters, der unerbittlich die Menschenleben vernichtet. Er stellte eine Macht dar, die wie aus eigener Initiative handelte und der man nicht widerstehen konnte. Unter den Hieben seiner Sense sinken die getroffenen Leiber zu Boden, und Engel und Teufel eilen herbei, um die ausgehauchten Seelen einzusammeln. Die Szene des letzten Atemzuges tritt in den Vordergrund, und die Auferstehungsszene, samt dem religiös-transzendierenden Sinngefüge, verblasst vor dem offenbaren Grauen körperlichen Verfalls. Der Totentanz war eine der ersten kollektiven Äußerungen der neuen Profankultur. Hier feierte die gesamte Gesellschaft die Begegnung mit der Endlichkeit. In dem Phänomen des Totentanzes sind drei wichtige Entwicklungen angezeigt: zum einen die Reduzierung des christlichen Todes auf die körperlichen Verwesungsprozesse, zweitens der Verzicht auf Differenzierungen bezüglich der Bedeutung des Todes für Inhaber verschiedener sozialer Positionen. Dies weist auf die Verweltlichung des Todesbewusstseins hin und wird schließlich in dieser Entwicklung ergänzt durch die Loslösung des Todes in seiner ausschließlichen Verknüpfung mit dem Jenseits.

Der Übergang vom Jüngsten Gericht zum entscheidenden Augenblick des individuellen Todes ist hier deutlich wahrnehmbar. Der Tod war ein neues Wesen in der Welt des traditionellen Empfindens. Ariès beschreibt den *»Katastrophencharakter«* am Ende des Mittelalters: *»Es ist verführerisch, den Erfolg der makabren Themen zur gewaltigen Zahl der Pestopfer und zu den großen demographischen Krisen des 14. und 15. Jahrhunderts in Beziehung zu setzen, die manche Regionen vollständig entvölkerten und einen regelrechten kulturellen Rückschritt, eine allgemeine ökonomische Krise auslösten« … »Keine Zeit hat mit solcher Eindringlichkeit fort und fort den Todesgedanken eingeprägt wie das fünfzehnte Jahrhundert.«* (a.a.O., S. 161) Es steht nicht fest, inwieweit die verheerende Wirklichkeit der Epidemien dazu beigetragen hat, das kollektive Gefühl der Unterlegenheit, der Machtlosigkeit gegenüber der vernichtenden Macht des Sensenmannes zu steigern. Natürlich versuchte man, dem Tod moralisierende Züge zu verleihen und die Verzweifelten darzustellen, die ihn umsonst anflehten. Pierre Michault lässt den Tod seine Helfershelfer aufzählen: *»Alter, Krieg, Krankheit – meine willige Dienerin – , Hungersnot und Seuchenwut – mein sehr aufmerksames Zimmermädchen«.* (Ariès, S. 161)

Der Tod symbolisierte ein Gesetz, das jedem Menschen gegenüber Anwendung fand. Er stellte die der Allgemeinheit zu Bewusstsein gekommene, universale und unerbittliche Gewissheit menschlicher Endlichkeit dar. Das neue Todesbewusstsein konnte nicht in die traditionelle christliche Sehweise eingepasst werden, weil es nicht abstrakt blieb und sich nicht auf die allgemeine klagende Feststellung der Sterblichkeit beschränkte. Dieses Bewusstsein betraf ausschließlich die eigene Person, das Nachdenken über die eigene Sterblichkeit vollzog sich nicht mehr in den geläufigen religiösen Begriffen. Anstelle der Höllenangst tritt die Todesangst und diese lieferte die bezeichnendste Note für den entstandenen Individualismus dieser Zeit: das innere Bewusstsein, das Wissen um die eigene menschliche Begrenztheit. So erklärt sich die Klage der Dichter, das Leben verlassen zu müssen, so erklärt sich auch die um das 16. Jahrhundert, als die makabren Themen allmählich ihren Höhepunkt überschritten haben, entstehende leidenschaftliche Liebe zum Leben.

»Das Gefühl der Präsenz des Todes im Leben hat«, nach Ariès, *»zwei Reaktionen ausgelöst: einerseits den christlichen Asketismus, andererseits einen Humanismus, der sich noch als christlich verstand, aber schon den Weg der Laisierung einschlug.«* (a.a.O., S. 166) Mit Beginn der Renaissance war das kollektive Bewusstsein in Bezug auf den Tod gespalten. Die einen, vom physischen Faktum des Todes gleichsam

getrieben, verschrieben sich der Kontemplation (Mystiker, Prediger u.a.) und desensibilisierten sich für die beginnenden Verlockungen einer moderneren Kultur. Die anderen proklamierten den Wert des irdischen Lebens, feierten ihrem leiblich-organischen Schicksal zum Trotz die neu entdeckte Liebe zum Leben.

Das neue Welt- und Lebensgefühl führt folglich auch zu einer radikal neuen Einstellung zum Tod. Das memento vivere ersetzt das memento mori. Der Tod ist nicht länger schnell verrinnender Übergang oder göttlich legitimiertes Ziel. Nicht länger wird er glorifiziert oder idealisiert, um zu beweisen, dass das Leben nur aus der Transzendenz Sinn schöpft. Das Leben ist jetzt Zeitspanne, völlig ausreichend für die Gestaltung und Gewinnung eines eigenen Heils. Es entwickelt sich das Ideal eines vollen und erfüllten Lebens. Der Tod dagegen ist natürliches Faktum, das den Menschen als Teil der Natur trifft. Im Verlauf dieser Entwicklung schwinden die makabren Zeichen immer mehr. Die Humanisten des 15. Jahrhunderts ersetzen sie durch eine innere Präsenz des Todes: Sie sind dem Tod nahe. Die neue Kunst, la joie de vivre, vertrug sich nicht mit der Furcht vor Hölle und Verdammnis. Zur neuen Lebenskunst gehörte eine Aussöhnung mit dem Tod. Michel de Montaigne formuliert dies so: *»Qui apprendroit les hommes à mourir, leurs apprendroit à vivre.«* (Wer die Menschen zu sterben lehrt, lehrt sie zu leben.) (W. Rehm, 1967, S. 110) Später revidiert Montaigne seine Ansicht, denn, so glaubt er, wer sich auf den Tod vorbereite, erleide mehr Qualen, als der Sterbende selbst.

Unser Tod ist im 16. Jahrhundert geboren worden. Sense und Sanduhr, die vielzitierten Reiter der Apokalypse, die makabren Spiele des Mittelalters, die Totentänze, selbst die Höllenbilder gingen verloren. Der Tod wurde in dem Moment psychologisch verinnerlicht, als er aufhörte, Schnitter zu sein, um zur Angst zu werden.

Die Auffassung des Todes als eines natürlichen Geschehens kann man als progressive und rationale Gegenposition zur traditionellen, metaphysischen Unsterblichkeitslehre verstehen. Nach Walter Schulz ist *»das Thema ›Unsterblichkeit‹ für die gegenwärtige Philosophie nicht mehr aktuell. Der Tod sei das absolute Ende des Lebens. Es wäre philosophisch nicht legitim, dieser Aussage ausweichen zu wollen, indem man erklärt, dass wir über den Tod nichts wissen können und alles offen sei.«* (zit. n. G. Scherer, a.a.O., S. 31) Die Metaphysik ist durch die Wissenschaft abgelöst worden: Zu ihr gehört die biologisch orientierte Vorstellung vom natürlichen Tod. Der Mensch trägt sein Leben lang die Vergänglichkeit bei sich, er ist für den allgegenwärtigen Tod offen. Jeder Moment seines Lebens wird von ihm als ein Schritt auf dem Weg zum Sterben begriffen. Ludwig Feuerbach radikalisiert diese Meinung in seiner 1830 anonym veröffentlichten Schrift »Gedanken über Tod und Unsterblichkeit« so, dass ein erfülltes Leben für den Menschen erst möglich sei, wenn er aufgehört hätte, Kandidat des Jenseits zu sein. Die neuere Todesphilosophie, auf die wir zu Beginn der Neuzeit gestoßen sind, setzt Einsicht in natürliche Gesetzmäßigkeiten voraus, d.h. einen entwickelteren Stand der Naturwissenschaft. Kennzeichnend für diese Epoche war eine machtvoll einsetzende naturwissenschaftliche Denkweise: Fortschritte in der technischen Entwicklung, die Anfänge moderner empirischer Naturwissenschaft und eine allgemeine Erweiterung der bekannten Welt. Der Mensch wird immer mehr in seine Grenzen verwiesen, er geht seiner Sonderstellung verlustig. Die Entzauberung der Welt betrifft auch den Menschen und seinen Tod: Er wird zum normal Sterblichen. Walter Schulz nennt den Konzentrationsprozess auf das einzelne Individuum eine *»Verinnerlichung der Todeserfahrung«*. Der Tod ist nicht mehr bestimmbar von einem umfassenden Seinssinn her, sondern ist nur noch zu deuten *»von der Existenz her«*. (a.a.O., S. 295)

4. Der Tod im Zivilisationsprozess

Sowohl Norbert Elias als auch Philippe Ariès kennzeichnen in ihren Todesstudien das Verhältnis zum Tod als ein Produkt zunehmender Zivilisation. Sie untersuchen den Wandel menschlichen Verhaltens und Empfindens vom Mittelalter bis zur Gegenwart. Der Wandel dürfte im Zeitalter der Renaissance begonnen haben, keineswegs zufällig oder gar chaotisch, zwar zeitungleich, aber dennoch gerichtet. Elias betont, dass sich diese Veränderungen »ungeplant« vollzogen haben. Es ist nicht so, *»daß irgendwann einmal in vergangenen Zeiten einzelne Menschen diese Veränderung, diese Zivilisation beabsichtigt und allmählich ganz bewußt und rational durch zweckentsprechende Maßnahmen verwirklicht«* haben. Sondern, *»diese fundamentale Verflechtung der einzelnen menschlichen Pläne und Handlungen kann Wandlungen und Gestaltungen herbeiführen, die kein einzelner Mensch geplant oder geschaffen hat. Aus ihr, aus der Interdependenz der Menschen, ergibt sich eine Ordnung von ganz spezifischer Art, eine Ordnung, die zwingender und stärker ist, als Wille und Vernunft der einzelnen Menschen, die sie binden.«* (Elias, 1980, Bd. II, S. 314) Elias legt sich hierbei nicht auf eine materialistische oder idealistische Position fest (vgl. ebd. S. 314 und S. 386), diese scheint ihm völlig irrelevant. Er sieht die treibende Kraft der Zivilisation in beiden Richtungen gleichermaßen am Werk. Er sieht den Gang des geschichtlichen Wandels genau in dieser »Verflechtungsordnung« bestimmt, sie liegt dem Prozess der Zivilisation als Motor zugrunde. *»Die Zivilisation ist nichts Vernünftiges, sie ist nichts Rationales, so wenig sie etwas Irrationales ist. Sie wird blind in Gang gesetzt und in Gang gehalten durch die Eigendynamik eines Beziehungsgeflechts, durch spezifische Veränderungen der Art, in der Menschen miteinander zu leben gehalten sind.«* (Elias, ebd. S. 316)

Das grundlegende Moment des Veränderungsprozesses dieses dynamischen Beziehungsgeflechts ist eine immer größere Differenzierung. Der Einzelne muss sein Verhalten immer feiner regulieren, immer mehr Menschen müssen im Sinne gesellschaftlicher Funktionen ihr Verhalten aufeinander abstimmen. Das bedeutet, die Veränderung der psychischen Struktur des Menschen muss der gesellschaftlichen Differenzierung entsprechen. Elias kommt zu dem Schluss, dass *»die differenziertere und stabilere Regelung des Verhaltens dem einzelnen Menschen von klein auf mehr und mehr als ein Automatismus angezüchtet wird, als Selbstzwang, dessen er sich nicht erwehren kann, selbst wenn er es in seinem Bewußtsein will ... Die Richtung dieser Veränderung des Verhaltens im Sinne einer immer differenzierteren Regelung der gesamten, psychischen Apparatur ist bestimmt durch die Richtung der gesellschaftlichen Differenzierung, durch die fortschreitende Funktionsteilung und die Ausweitung der Interdependenzketten, in die, mittelbar oder unmittelbar, jede Regung, jede Äußerung des Einzelnen unausweichlich eingegliedert ist.«* (Elias, ebd. S. 317)

Hier wird noch einmal deutlich, in welche Richtung dieser Prozess verläuft: in Richtung immer höherer Differenzierung und höherer Komplexität der sozialen und psychischen Strukturen. Höchster Stand dieser Entwicklung liegt uns im modernen Bewusstsein vor, das gekennzeichnet ist durch hochkomplexe Selbstregulierungsmöglichkeiten und durch ein enorm ausgeprägtes Maß an Verhaltens- und Handlungsmöglichkeiten. Der Mensch richtet sein Verhalten selbst an den sozial vorgegebenen, standardisierten Verhaltensregeln aus. Der psychische Habitus des ›zivilisierten‹ Menschen hängt in so hohem Maß mit der Differenziertheit der gesellschaftlichen Funktionen, mit der Vielfalt der Handlungen zusammen, die beständig aufeinander abgestimmt werden müssen. Dies verlangt nach Elias vom Einzelnen ein *»Schema der Selbstzwänge«*, eine *»Schablone der Triebmodellierung«. »Mit der Differenzierung des gesellschaftlichen Gewebes wird auch die soziogene, psychische Selbstkontrollapparatur differenzierter, allseitiger und stabiler.«* (ebd. S. 319 ff.)

Die psychische Strukturierung des mittelalterlichen Menschen und die Modifikationen innerhalb des Verhaltens waren ganz gewiss nicht – wie oft unterstellt – ohne innere Bewegung und ganz gewiss nicht eine unterste Stufe des Prozesses der Zivilisation oder gar der Barbarei. Das wäre zu sehr vereinfacht. Es war ein gänzlich anderer Standard als der heutige, ob besser oder schlechter sei dahingestellt.

Im Denken und Fühlen früherer Menschen war die Nähe des Todes eher zugelassen, das Wissen um den unvermeidlich sich nähernden Tod war sozial und psychisch geregelt. Es gab weniger psychische Differenzierung, Freud und Leid, Affekte, Triebe und Neigungen wurden unmittelbar erlebt. Der Inbegriff des guten Benehmens wurde mit der Herausbildung des höfischen Adels seit dem 11. und 12. Jahrhundert bis zu ihrem Höhepunkt im 17. und 18. Jahrhundert durch einen bestimmten Begriff umschrieben: die ›courtoisie‹, was soviel bedeutete wie ›gesellschaftsfähiges Verhalten‹. Als typisches Verhalten zeigt sich, so Elias, etwas, *»das man, verglichen mit der späteren Zeit, ihre Einfalt, ihre Naivität nennen könnte. Es gibt, wie in allen Gesellschaften, in denen die Affekte jäher und unmittelbarer spielen, weniger psychologische Nuancierungen und Komplizierungen in dem Gedankengut. Es gibt Freund und Feind, Lust und Unlust, gute und böse Menschen.«* (a.a.O., Bd. 1, S. 79)

Mit der Herausbildung des höfischen Adels gewann das ökonomisch mächtiger werdende Bürgertum an Macht, die Krieger begaben sich, um ihr Prestige besorgt, in Abhängigkeit von Fürsten- und Königshäusern. *»Bei solchen Schichten ist auch der Antrieb zur wirtschaftlichen Aktivität nicht mehr die einfache Notwendigkeit, den Hunger zu stillen, sondern das*

Verlangen nach Wahrung eines bestimmten hohen, gesellschaftlichen Lebensstandards und Prestiges. Gerade das erklärt, weshalb in solchen gehobenen Schichten die Affektregelung und vor allem die Ausbildung von Selbstzwängen im allgemeinen größer ist, als bei den korrespondierenden Unterschichten: Die Angst vor dem Verlust oder auch nur vor der Minderung des gesellschaftlichen Prestiges ist einer der stärksten Motoren zur Umwandlung von Fremdzwängen in Selbstzwänge.« (ebd. Bd. II, S. 366) Einhergehend mit befriedeten Räumen, mit der Pazifizierung von Gesellschaften wurde die gesellschaftliche Kontrolle bindender, die äußere soziale Kontrolle wurde immer mehr nach innen verlagert, wurde zur Affektmodulierung.

Durch die Ausbreitung des Zivilisationsprozesses auf alle gesellschaftlichen Schichten gehen in zunehmendem Maße die Unmittelbarkeit und Sicherheit aus Zeiten weniger komplexer Beziehungsgeflechte verloren. Das affektneutrale, selbstkontrollierte und distanzierte Verhalten wird als maßgebliche Gesetzmäßigkeit für individuelles Handeln zum integralen Bestandteil des Seelenhaushalts moderner Menschen. Der moderne Mensch ist der unmittelbaren Gefahr und der Drohung körperlicher Gewalt entwachsen, er lebt in einer Gesellschaft fast völliger innerer Pazifizierung. *»Hier ist der Einzelne vor dem plötzlichen Überfall, vor dem schockartigen Einbruch der körperlichen Gewalt in sein Leben weitgehend geschützt; aber er ist gleichzeitig selbst gezwungen, den eigenen Leidenschaftsausbruch, die Wallung, die ihn zum körperlichen Angriff eines Anderen treibt, zurückzudrängen.«* (a.a.O. S. 321) Das Leben ist in gewissem Sinne gefahrloser, aber auch affektloser geworden. Die größte Gefahr für den modernen Menschen besteht jetzt darin, seine Selbstkontrolle zu verlieren. Elias spricht von einer *»eigentümlichen Gewohnheitsapparatur«*, von einem *»spezifischen ÜberIch«* (S. 330), das sich verfestigen muss, um die Affekte im Sinne des gesellschaftlichen Auftrags zu regeln, umzuformen oder zu unterdrücken.

Der individuelle Zivilisationsprozess sieht vor, dass der einzelne Mensch diesen verinnerlichten Habitus ständig im Rahmen der gesellschaftlichen Norm hält. Doch dieser Prozess vollzieht sich nach Elias bis heute *»blind«* (ebd. S. 332), d.h. unbewusst. Das Verwandeln einzelner Triebenergien in gesellschaftlich fruchtbare Richtungen kann für das einzelne Individuum als höchst befriedigend erlebt werden. Störende Konflikte können auch so *»bewältigt und verarbeitet«* werden, *»daß sie ohne allzu große Unkosten an subjektiver Befriedigung … nicht mehr in die weiteren, zwischenmenschlichen Beziehungen einbrechen … Aber mit zunehmender Komplexität der Verflechtungsordnungen wird die Vermeidung solcher Konflikte immer schwieriger. Der Aufbau der Gesellschaft, der gerade in unseren Tagen höchst veränderlich ist, verlangt zugleich eine Elastizität der Verhaltens-Gewohnheiten, die in den meisten Fällen mit einem Verlust an Stabilität bezahlt werden muß.«* (ebd. S. 334)

Der moderne Mensch muss entsprechend dem Aufbau der abendländischen Gesellschaft über ein besonders ausgeprägtes Über-Ich verfügen, über eine besonders reiche Differenzierung, über eine besonders intensive und stabile Regulierung der psychischen Struktur. Die individuelle Zivilisation, die kaum bewusst werdende psychische Modellierungszwänge der Gesellschaft beinhaltet, hat es schwer, zu einem Gleichgewicht zu finden: zu einem Gleichgewicht zwischen den gesellschaftlichen Ansprüchen und den individuellen psychischen Strukturen. Die Folge sind häufig auftretende Spannungen zwischen dem Verhalten des Menschen und seinem Triebleben. Der Weg der *»Modellierung zu einem zivilisierten Wesen«* bringt es mit sich, dass der Mensch so verbogen wird, dass seine *»Energien nur noch auf Seitenwegen, in Zwangshandlungen und anderen Störungserscheinungen einen unerwünschten Ausweg finden können. Wieder in anderen Fällen strömen diese Energien, derart verwandelt, in unkontrollierbare und einseitige Zu- und*

Abneigungen, in die Vorliebe für irgendwelche kuriosen Steckenpferde ein. Und hier, wie dort mag eine dauernde, scheinbar unbegründete, innere Unruhe anzeigen, wieviele Triebenergien auf diese Weise in eine Gestalt gebannt sind, die keine wirkliche Befriedigung zuläßt.« (a.a.O. S. 332)

Dieser Modellierungsprozess nimmt mit zunehmender Differenzierung immer mehr Zeit in Anspruch. Der Prozess der Zivilisation hat einen Menschentyp hervorgebracht, der den vorgegebenen Zivilisationsstandards entsprechen soll. Entsprechend der Veränderung des allgemeinen Verhaltens des Menschen im Laufe des Zivilisationsprozesseses hat sich auch das Verhältnis des abendländischen Menschen zum Tode gewandelt. Ariès nennt diesen Tod einen verbannten und ausgebürgerten, Elias spricht von einer Verdrängung des Todes. Beiden ist die Bemühung gemeinsam, die Berührung mit der Endlichkeit menschlichen Lebens zu vermeiden. Der Tod ist nichts Alltägliches mehr. Im normalen Gang des Lebens ist der Tod nicht mehr aufdringlich präsent, man kann ihn leichter vergessen. Hier stellt sich die Frage nach der Genese und nach der Kulturbedeutung der modernen Todesverdrängung. Die Verdrängung des Todes nachzuzeichnen wird an späterer Stelle von besonderer Relevanz sein.

5. Kultur als Institution der Unsterblichkeit

Man könnte sagen, Kultur ist eine spezifisch menschliche Eigenschaft, weil wir alle ein unbegrenztes Verlangen danach haben, ein Leben lebenswert zu gestalten. Kultur und Todeswissen sind eng miteinander verflochten, wir wissen um die Kurzfristigkeit, um die Begrenztheit des Lebens.

Das Gewahrwerden des eigenen Todes ist entscheidende Bedingung für die kulturelle Schöpferkraft. Kultur verspricht Dauer, Kultur schöpft Sinn, Kultur handelt mit Transzendenz. Ihr implizites Ziel ist es, das, was vorgegeben ist, zu überschreiten und ihm so Dauer zu verleihen. Die Frage nach dem Sinn des Todes verweist immer auf die Frage nach dem Sinn des Lebens. Jede Kultur braucht diese symbolischen Sinngebungen, die dem Tod sein Grauen, seine Unberechenbarkeit und seine Bedrohlichkeit nehmen oder mindern, so dass die kontinuierliche Routine des Alltagslebens nicht behindert wird. *»Strategische Bedeutung für den Lebenslauf des Einzelnen hat die Legitimationsfunktion symbolischer Sinnwelten durch die Ortsbestimmung des Todes … Die Integration des Todes in die oberste Wirklichkeit des gesellschaftlichen Daseins ist deshalb für jede institutionale Ordnung von größter Wichtigkeit. Demzufolge ist die Legitimation des Todes eine der wichtigsten Funktionen symbolischer Sinnwelten.«* (Berger/Luckmann 1970, S. 109 ff.)

Wenn menschliches Leben kultivierte Natur ist, impliziert diese Kultivierung immer auch eine kulturelle Überformung des Todes. Kulturelle, institutionale Ordnung bietet sozusagen Schutz gegen das Grauen. Zygmunt Bauman geht davon aus, dass es wahrscheinlich keine Kultur gäbe, wären sich die Menschen nicht ihrer Sterblichkeit bewusst. *»Kultur ist eine ausgefeilte, umgekehrt mnemotechnische Einrichtung, um die Menschen vergessen zu machen, was ihnen bewußt ist. Gäbe es nicht das verzehrende Bedürfnis zu vergessen, wäre Kultur nutzlos. Existierte nicht etwas, was es zu transzendieren gilt, gäbe es kein Transzendieren. In dem Licht, das die Sterblichkeit wirft, sieht jeder Lebenssinn blaß, farblos und unwirklich aus. Darum muß es gelöscht werden, und sei es nur für kurze Zeit und gelegentlich, denn sonst könnte der Sinn des Lebens nicht solide und zuverlässig erscheinen. Deshalb darf man behaupten, dass die ständige Todesgefahr … das Fundament der Kultur sei.«* (Z. Bauman, 1994, S. 48)

Kulturelle Schöpferkraft verspricht also, die Begrenztheit aufzulösen und in unendliche, unbefristete Dauer zu übersetzen. Wir treiben neue Schößlinge: Wir machen Geld, wir sind kreative Menschen, gründen Firmen, wir werden zu Sammlern großer Kostbarkeiten, wir erschaffen Lebenswerke, die alle ein gemeinsames Merkmal haben: Sie streben danach, die räumlichen und zeitlichen Grenzen des Seins zu erweitern. Freud nannte den Leib des Menschen einen *»Schicksalsfluch«* (Freud, in E. Becker, S. 151), *»und die Kultur war die Folge der Verdrängung – nicht etwa, weil der Mensch … nach sexueller Erfüllung, nach Lust, nach Leben und nach Geselligkeit trachtete, sondern weil der Mensch primär dem Tod entrinnen wollte. Todesbewußtsein heißt die Urverdrängung, nicht Sexualität.«* (E. Becker, 1985, S. 151)

In erster Linie ist Kultur also bemüht, den Tod hinauszuschieben, das Überleben zu sichern. Nach Elias Canetti ist der Mensch ein Überlebender. *»Der elementarste und augenscheinlichste Erfolg ist der, noch am Leben zu sein.«* (E. Canetti, 1980, S. 276) Natürlich ist dies immer ein Erfolg auf Widerruf. Und dennoch ist die Präsenz der Todesgefahr das menschliche Abenteuer an sich, und es zählt als Erfolg, dem Tod ein weiteres Stück Leben abzutrotzen.

In zweiter Linie versucht Kultur Unsterblichkeit herzustellen, d.h. eine Möglichkeit zu finden, den Tod zu überlisten, den Tod zu überleben. Das Schaffen eines das Leben transzendierenden, unsterblichen Wertes nimmt dem Tod etwas von seiner unheilvollen, schrecklichen Bedeutung. Wir verankern unser Stück Leben in einer Nachwelt, in der Erinnerung anderer Menschen, die nicht vergessen. Im Nachruf Verstorbener kennen wir die wohlformulierten Beteuerungen: »Er starb, aber sein Werk lebt weiter«, »Sie wird auf ewig in unserem Gedächtnis bleiben«, »Wir werden dich nie vergessen« usw. Weil wir wissen, dass wir sterben müssen, sind wir überaus fleißig darum bemüht, das Leben zu gestalten, selbst über den Tod hinaus. Der Versuch, Unsterblichkeit zu kreieren und zu gestalten, verneint den Tod, obwohl wir um die unerbittliche Realität des Todes wissen.

Ernest Becker beschreibt sehr anschaulich das existenzielle Dilemma des Menschen: Der Mensch sei ein *»symbolisches Selbst, das ihn sich deutlich von der Natur abheben läßt«*. Er ist *»ein Wesen mit einem Namen und einer Lebensgeschichte. Er ist ein kreatives Geschöpf mit einem Verstand, das über Atome und die Unendlichkeit spekuliert, dessen Einbildungskraft es an Orte versetzt, von wo aus es gedankenverloren seinen eigenen Planeten betrachten kann. Diese ungeheure Expansionskraft, dieses Geschick, diese Geistigkeit und Selbstsicherheit geben dem Menschen, wie die Denker der Renaissance erkannt hatten, tatsächlich den Status eines kleinen Gottes in der Natur. Nichtsdestoweniger ist derselbe Mensch … nur ein Wurm und Fraß für die Würmer.«* (E. Becker, 1985, S. 53) Nur wenn wir das ganze Gewicht dieser paradoxen Situation auf uns einwirken lassen, können wir die unmögliche Lage, in der wir uns befinden, verstehen. Wie können wir diese beiden Seiten, ohne den Verstand zu verlieren, in Einklang bringen?

Ernest Becker bezeichnet den menschlichen Charakter als *»lebensnotwendige Lüge«*. (a.a.O., S. 83) Seit Mitte des 19. Jahrhunderts vollzieht sich, auch nach Ariès, ein entscheidender Wandel im Verhältnis zwischen dem Sterbenden und seiner Umgebung. Ariès nennt diesen Zeitraum ebenfalls den *»Beginn der Lüge«*. (a.a.O., S. 717) Man hat sich auf Verheimlichung eingerichtet. Auf den nahen Tod soll nicht mehr hingewiesen werden. Man redet nicht mehr offen darüber. Alle Zeichen eines bevorstehenden Todes, auch die Inszenierung des Todes als öffentlicher Akt, werden zurückgehalten oder beseitigt. *»Jeder ist also Komplize in einem Lügengewebe, das sich in eben dieser Zeit zu entwickeln beginnt und den Tod von nun an immer entschiede-*

ner in den Untergrund verdrängt. Der Kranke und seine Umgebung spielen miteinander die Komödie ›Es ist alles beim alten‹ oder ›das *Leben geht weiter wie zuvor*‹. (a.a.O., S. 718)

Das existentielle Dilemma, nämlich Furcht vor der eigenen Größe und gleichzeitig Ausweichen vor dem eigenen Schicksal, stürzt uns in einen Zwiespalt, den wir gleichermaßen bekämpfen, wie faszinierend finden. Abraham Maslow beschrieb dieses Dilemma als ein gleichzeitiges Zittern vor Ehrfurcht und vor Furcht. Er nannte dieses Syndrom das *»Jonas-Syndrom«*. Darunter verstand er das *»Ausweichen vor dem Wachsen«*, *»das Zurückweichen vor einem voll erlebten Leben«* (A. Maslow, zit. nach E. Becker, a.a.o., S. 85). Folge dieser Furcht, Folge dieses Syndroms ist es, die Erlebnisfähigkeit zu drosseln. Erst die Verdrängung hilft, ein Leben in diesem existentiellen Dilemma zu finden, das erträglich ist. Der Mensch fürchtet das Überwältigende dieser Welt und die dort lauernden Gefahren. Deshalb muss *»der Mensch aus sich selbst heraus seine Wahrnehmung begrenzen und sich die notwendige Unerschütterlichkeit für das Überleben auf diesem Planeten schaffen«* (ebd. S. 89).

Freuds Kernthese beschreibt genau diesen Umstand, nämlich, dass die Hauptursache vieler psychischer Erkrankungen in der benannten Furcht des Menschen vor Selbsterkenntnis liegt. Aus dieser Furcht heraus belügt er sich selber und seine Umwelt: Die Verzweiflung wird verborgen, die Wahrheit verschleiert. Mit Hilfe von Abwehrmaßnahmen, die dieses Ausweichen vor der Verzweiflung möglich machen, erscheint es dem Menschen, *»als beherrsche er sein eigenes Leben, seinen eigenen Tod, als lebe und handele er tatsächlich wie ein mit eigenem Willen ausgestattetes, freies Individuum, als besitze er eine einmalige, selbstgeprägte Individualität, kurz: als sei er jemand und kein zitterndes und rein zufällig geschaffenes Stück Protoplasma auf einem Treibhausplaneten.«* (ebd. S. 94)

Die ganze Kultur und mit ihr alle schöpferischen Lebensweisen des Menschen können als Protest gegen das natürliche Geschick des Menschen gesehen werden. Die Wahrheit über das menschliche Schicksal wird geleugnet, wird versucht, vergessen zu machen. Jedwede Kulturtätigkeit sammelt Bedeutung für das menschliche Leben, ist trotzige Sinnschöpfung. Die Lüge ist nicht bewusst, denn wie Freud sagte, *»glaube niemand an seinen eigenen Tod«* und *»im Unbewußten sei jeder von uns von seiner Unsterblichkeit überzeugt«* (S. Freud, S. 49). Wie Kultur es versucht, im alltäglichen Lebensvollzug Unsterblichkeit zu sichern, wird uns noch beschäftigen.

Kulturgeschichtlich wurde der Tod zu keiner Zeit nur als ein rein biologisches Faktum gewertet: Menschliches Leben wurde immer auch qualitativ auf eine sinnhafte Aneignung der Welt verwiesen. G. Simmel sieht in allen kulturellen Handlungen eine *»instinktive oder bewußte Todesflucht«* (G. Simmel 1984, S. 31f). Der Tod bedeutet somit die größte Niederlage der Vernunft, er fügt sich nicht der Wissenschaft, somit sind wir genötigt ihn vermeidend abzuwehren. Dies bedarf enormer Anstrengung: nicht an den Tod zu glauben, so zu leben, als ob wir nicht sterben würden. Ein solches Leben, ein Leben, das den Tod vergessen kann, ist eine großartige menschliche Leistung.

6. Der natürliche Tod als neuzeitliches Todesbild

Das Ideal eines natürlichen Todes beschreibt einen guten, einen besiegten und dem Gesetz unterworfenen Tod. Der natürliche Tod unterliegt einem Gesellschaftsvertrag, das bedeutet, dass die ganze Gesellschaft mit ihrer Wissenschaft und Technik, mit ihrem gesamten Wissensvorrat, für den Tod jedes Individuums verantwortlich gemacht wird. Ein unnatürlicher Tod stellt sich als Skandal heraus. Das Verständnis des Todes als ›natürlich‹ beschreibt ein naturwissenschaftlich orientiertes Verhältnis zum Tod und gehört zu einem aufgeklärten und progressiven Bewusstsein.

Heute ist der natürliche Tod vorwiegend als Alterstod definiert, das bedeutet, der Tod ist biologisches Ende, das selbstverständlich aus der Entwicklung des alternden menschlichen Körpers folgt. W. Fuchs expliziert den Begriff des natürlichen Todes wie folgt: »*Tod kommt aus natürlichen Ursachen, bedeutet Aufhören der biologischen Lebensprozesse, mit denen als ihrer Voraussetzung alle anderen Lebensprozesse gleichfalls enden. Was bleibt, ist ein Ding, die Leiche.*« (1979, S.71) Die Formel vom ›natürlichen Tod‹ ist nach G. Scherer »*eine radikale Absage an jede metaphysische Idee von Unsterblichkeit, aber auch an den christlichen Auferstehungsglauben.*« (G. Scherer, 1988, S. 20) Die Idee vom natürlichen Tod hat ihre Wurzeln im naturwissenschaftlichen Weltbild einerseits (der Mensch nimmt hierin keine Sonderstellung ein), und andererseits in einer philosophischen Anthropologie, die den Menschen von seinen sinnlichen Bedürfnissen her verstehen will. Der Begriff des natürlichen Todes beinhaltet also die Abkehr von der jenseitig begründeten Bedeutung des Todes fürs Leben. Als natürlicher Fakt zielt der Tod nicht länger auf einen Übergang zu neuem Leben, ist der Tod nicht länger göttlich legitimiertes Ziel.

Ludwig Feuerbach hat mit seiner vehementen Jenseitskritik den Begriff des gesunden und naturgemäßen Todes gebildet. Für Feuerbach hängt die Frage nach Tod und Unsterblichkeit unmittelbar mit der Frage nach Gott zusammen. Gott ist für Feuerbach nichts anderes als der Entwurf des Menschen von sich selber. Seine Schlüsse sind nachvollziehbar: Wenn Gott nur die Vorwegnahme der

Zukunft ist, dann fallen die Leugnung Gottes und die Leugnung der Unsterblichkeit zusammen. Gott stellt so eine Projektion des Menschen dar, der Mensch träumt Gott und meint damit sich selbst. Im Begriff Gottes wird die eigene Zukunft antizipiert. Andererseits folgt daraus: Wenn der Begriff Gott für mein eigenes Sein einstehen muss, entfremdet sich der Mensch in der Vorstellung Gottes von sich selbst, er begrenzt seine Freiheit. (Eine Parallele in der modernen Zeit macht Bertolt Brecht auf: Er lässt Galilei auf die Frage seines Schülers Sagredo »Wo wohnt Gott?« antworten: *»Er wohnt in uns oder nirgends.«*) Darum kann Feuerbach fordern, dass alle Theologie in Anthropologie aufgelöst werden muss, dies kennzeichnet sein neues Denken. Es geht um die Rückführung in die eigene Natürlichkeit des Menschen und in das Sich–Begreifen als Mitmensch im Diesseits.

Die gängige Vorstellung von einem natürlichen Tod setzt die Verfügbarkeit, die Eigenverantwortlichkeit des Menschen seinem eigenen Tod gegenüber voraus. Nach den Rationalitätskriterien eines modernen Todesbildes geht es hier um die Bewältigbarkeit des Todes. Was nicht bewältigt werden kann, darf nicht sein und fügt sich auch nicht in ein natürliches Todesbild. Der Tod soll planbar, verfügbar und bewältigbar sein. Der natürliche Tod wird seinem Ende zu zum ›weißen‹ Tod, d.h. die Todes- und Traueragenten in Form von Ärzten und Krankenhauspersonal werden zu den letzten Begleitern. Wenn alles Menschenmögliche getan worden ist, wenn der sterbende Mensch ›austherapiert‹ ist, wird er dem ›natürlichen Geschehen‹ überlassen. Nach W. Fuchs *»erhält die Naturbeherrschung von hier, innig verknüpft mit der Geschichte der Medizin, den Charakter einer Todesprävention«* (W. Fuchs, 1979, S. 67).

Die Natürlichkeit des Todes ist als eine sozial produzierte zu denken. So gesehen verlangt der Begriff der

Natürlichkeit eine gesellschaftliche Praxis, auch eine gesellschaftliche Verfassung. Das Postulat könnte heißen: Jedem Menschen muss es möglich sein, am Ende seiner Kräfte einfach zu verlöschen, ohne zuvor der Bedrohung durch Krankheit, Unfall, Gewalt oder vorzeitigen Tod ausgeliefert zu sein. Dass die meisten Menschen noch heute nicht am Ende ihrer biologischen Lebenskräfte sterben, hat gesellschaftskritische Relevanz. Es ist nicht gelungen, gesellschaftliche Verhältnisse zu schaffen, in denen der natürliche Tod allen Menschen gleichermaßen natürlich sein kann. Gelungen allerdings ist *»die Unterstellung des Todes unter die menschliche Autonomie«* (Marcuse, 1979, S. 114), was gleichbedeutend ist mit der Lebensverlängerung durch einen medizinisch hinausgezögerten, schmerzfreien Tod. Manipulierbarkeit des Todeszeitpunktes verleiht dem Leben jedoch noch keinerlei Sinn. Dem Tod ist allein durch die Bemühungen gesellschaftlich geforderter strategisch-instrumenteller Rationalität kein Sinn abzugewinnen. Aber geht es hier überhaupt um eine Sinngebung des Todes?

Rationalität ist kein Ersatz für symbolische Sinngebung und der Tod fragt immer nach dem Sinn. Biologie und medizinisch-technische Manipulationen werden den Horizont des Menschen nur partiell befriedigen, erklären aber nicht das große Warum des menschlichen Todes. G. Scherer führt weiter aus: *»Wir sind dem Sterbenden gegenüber gerade darum so hilflos, weil wir meinen, mit jener Erklärung bereits alles gesagt zu haben, was sich über den Tod sagen läßt. Wir wissen aber nicht mehr über ihn, weil wir nicht mehr wissen wollen. Und wir wollen nicht mehr wissen, weil wir den Tod nur noch bewältigen wollen. Und wir wollen ihn nur noch bewältigen, weil wir nicht mehr verstehen, dass sich Freiheit und Selbstbestimmung nicht nur in der Selbstverfügung ereignen, sondern gerade auch im Verhalten zu dem, was uns widerfährt.«* (G. Scherer, 1979, S. 23 ff.)

Selbst wenn man größte Anstrengungen unternähme, um mit noch ausgefeilteren technischen Mitteln dem Tod beizukommen (zum Beispiel mit den zur Zeit immer noch aktuellen Einfriertechniken), so bleibt der Tod doch, was er ist: die äußerste Grenze des eigenen Daseins. Diese äußerste Grenze wird in unserer modernen Gesellschaft durch keinerlei konsistente Sinngebung aufgefangen oder gar intersubjektiv verstehbar gemacht. Der natürliche Tod entpuppt sich als bürokratisch verwalteter, technisch produzierter Tod. Die Klage der Theologen über die sinkenden Zahlen praktizierender Christen, über die Abwendung von Gott und die Zuwendung zum Profanen, verweist weniger auf eine wie auch immer geartete Verdrängung des Todes, sondern auf die schwindende Macht des Transzendentalen und auf die Handlungsdelegation an die medizinischen Institutionen und Dienstleistungsgewerbe. Der Stand des einzelnen Menschen ist schwieriger geworden. Der natürliche Todesbegriff der Moderne ist Bezugspunkt für Modernität, obwohl er als Orientierungsmöglichkeit nicht hinreichend ist. Es bietet sich aber kein anderes Todesbild an, weil die bürgerlich-industrielle Gesellschaft kein anderes entwickelt und gepflegt hat.

Was W. Fuchs »*cultural lag*« (1979, S. 224) nennt, beschreibt den Schnittpunkt der großen Orientierungslinien: die Konfrontation der überlebenden Archaik mit dem modernen Rationalisierungsprozess. Mangels Konsistenz des gesellschaftlichen Todesbegriffes trägt die moderne Gesellschaft zur Fortdauer von Archaik bei. Und mehr noch: Archaik gilt nicht mehr als Relikt eines verlassenen Zeitalters, sondern ist durchaus funktional in einem weitreichenden durchrationalisierten Gesamtzusammenhang. Als Beispiele der Einflechtung lassen sich nennen: Archaik erhält sich über das Friedhofs- und Bestattungsgewerbe (was noch auszuführen sein wird), und auch die christliche Religion hat archaische Inhalte in sich aufgenommen.

W. Fuchs räumt selbst ein, dass das rationale Todesbild des natürlichen Todes sich gesellschaftlich noch nicht vollkommen durchgesetzt hat (S. 62). Diese Relikte gilt es nach W. Fuchs zu überwinden, um dem Bild des natürlichen Todes zum Durchbruch zu verhelfen. Wie es scheint, kann auch der moderne Mensch mit den profanen, wissenschaftlichen Erklärungen von der Natürlichkeit des Todes nicht froh werden. Die ehemals an archaischen Bildern und symbolischer Sinngebung reichen Kulturformen sind substanzlos und inhaltsleer geworden. Eine ›objektive‹ symbolische Sinngebung lässt sich nicht einfach mittels strategischer Rationalität in einen subjektiven Sinnzusammenhang übersetzen. Um sich sinnhaft in Bezug zu setzen, sich sinnhaft zu etwas zu verhalten, muss der Mensch *»das Biologische übersteigen«. »Offenbar ist es des Menschen Natur, auf nichtnatürliche, nämlich kulturell-geschichtliche Weise zu existieren.«* (G. Scherer, 1979, S. 21)

Erklärter Zweck eines Todesbildes muss eine Sinn- und Wertgebung des Todes sein, die rein biologische Erklärung des natürlichen Todes ist dafür nicht ausreichend. Ein natürlicher Tod soll ebenfalls ein verstandener, sinnvoller, ein kultivierter Tod sein, der im Zusammenhang mit einem als sinnvoll erlebten Leben einen Sinn erhält. Die Bedeutung des natürlichen Todes ist bereits kulturell vermittelt, der Tod bereits kulturell überformt. Wenn jeder ›weiß‹, was es bedeutet, einen »natürlichen Tod« zu sterben, kann dann der Mensch noch »natürlich« sterben? Was Simone de Beauvoir über das Sterben ihrer Mutter schreibt, verdeutlicht noch einmal das dem natürlichen Tod inhärente Problem: *»Aber nein. Man stirbt nicht daran, daß man geboren worden ist, nicht daran, daß man gelebt hat und auch nicht am Alter. Man stirbt an etwas. Zu wissen, daß meine Mutter durch ihr Alter zu einem nahen Ende bestimmt war, hat die schreckliche Überraschung nicht gemildert; sie hatte ein Sarkom. Ein Krebs, eine Embolie, eine Lungenkongestion: all* *das kommt ebenso brutal und unversehens wie das Aussetzen eines Flugzeugmotors mitten am Himmel. Meine Mutter ermutigte zum Optimismus, als sie, die Gelähmte und Sterbende, den unermeßlichen Wert jedes einzelnen Augenblicks bekräftigte; doch ihr vergeblicher erbitterter Kampf zerriß den beruhigenden Schleier des Alläglich-Banalen. Einen natürlichen Tod gibt es nicht: nichts, was einem Menschen je widerfahren kann, ist natürlich, weil seine Gegenwart die Welt in Frage stellt. Alle Menschen sind sterblich: aber für jeden Menschen ist sein Tod ein Unfall und, selbst wenn er sich seiner bewußt ist und sich mit ihm abfindet, ein unverschuldeter Gewaltakt.«* (S. de Beauvoir, 1968, S. 119/120)

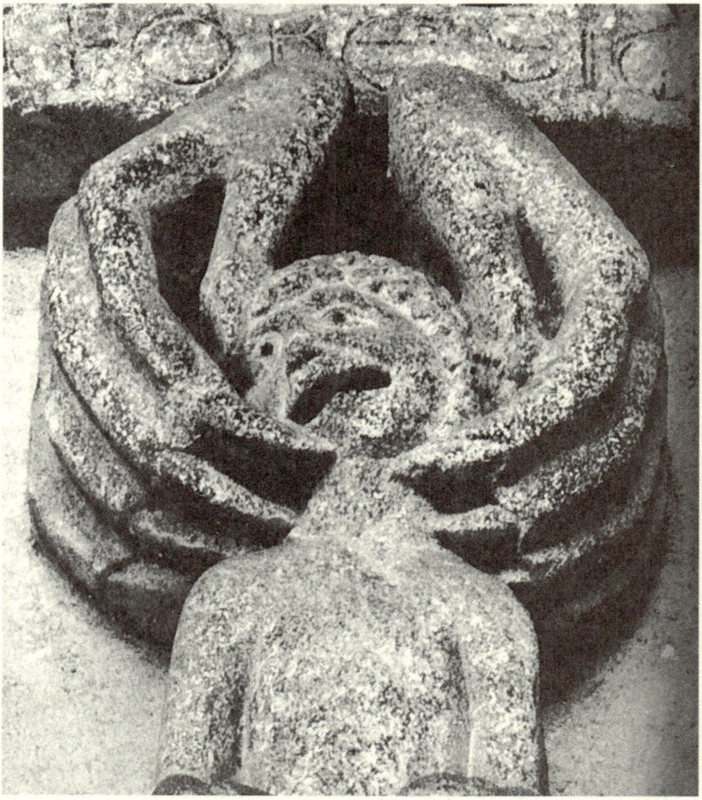

Die Hände des Teufels
Romanisches Relief, 13. Jahrhundert
Kathedrale von St. Lazare d'Autun

IV. Erkenntnistheorie des Todes

»Der Tod ist der Prototyp jedes ›verhängten Schicksals‹, als eines ebenso ungewollten wie fremd eingreifenden, wie unbegriffenen.«

Ernst Bloch

1. Die Krankheit zum Tode: Søren Kierkegaard

Die Vorstellung eines ›Vorlaufens in den Tod‹ wurde erstmals von Søren Kierkegaard entwickelt. In seiner Schrift ›Die Krankheit zum Tode‹ gewinnt der Mensch sein ›Selbst‹, wenn er die Möglichkeit hat, sich als Synthese von Endlichkeit und Unendlichkeit zu verwirklichen. Über den Tod darf nur allen Ernstes gesprochen werden, erst im Bedenken des eigenen Todes liegt sein Ernst. Kierkegaard vergleicht sich einmal mit einem Galeerensklaven, der mit dem Tod an einer Kette hängt. Immer wenn das Leben sich bewegt, rasselt die Kette, dieses Zeichen nimmt der Tod zum Anlass seines Eingreifens. Dies geschieht zu jedem Zeitpunkt.

Der Tod ist also Gegenstand des Ernstes, der wiederum immer in Beziehung zum menschlichen Selbst steht. Der eigentliche Gewinn liegt im Selbst, vom Selbst handelt die eigentliche Existenz. Das Vorlaufen zum Tod, das später von Heidegger übernommen und gedeutet wird, geschieht erst, wenn wir mit dem Tod eins werden, wenn der Tod in unseren Gedanken wohnt. Dann erst werden wir zu Zeugen unseres eigenen Todes. Da der Zeitpunkt des Todes ungewiss ist, der Tod uns allen aber gewiss ist, ruft uns der Tod zum Vorlaufen zum Tod auf, er ruft uns zum Handeln in der Gegenwart auf. Alles Handeln aber ist ausgerichtet auf den Ernst und letztlich auf Gott. *»Er muß sich, indem er sich zu sich selbst verhält, zugleich zu dem verhalten, welches ihn in das ganze Verhältnis eingesetzt hat. Das ist Gott.«* (G. Scherer, 1979, S. 49)

Handelt der Mensch ernsthaft, entwickelt der Mensch sein absolutes Selbst, so bewegt er sich auch in Freiheit. Kierkegaard spricht von der Selbstverwirklichung des Menschen in diesem Sinne. Bleibt ein Mensch in der Relativität stecken, verfällt er der Krankheit zum Tode, der absoluten Selbstauflösung, der Verzweiflung. Des Menschen Freiheit ist zweideutig: Er hat die Freiheit zum Sein und zum Nichtsein. Das Nichts erzeugt jedoch Angst. Die Krankheit zum Tode wird als Verzweiflung beschrieben. Sie ist eine Erscheinung im Bereich des Allgemein-Menschlichen, sie ist eine Krankheit im Selbst, die ihre Ursache darin hat, dass der Mensch seine ewige Bestimmung, nämlich Geist oder Selbst zu sein, verfehlt hat. Das Verhältnis zu Gott ist für Kierkegaard die Vorbedingung für das Selbstsein des Menschen. Die Verzweiflung ist also Zeichen eines Missverhältnisses im Selbst und in der Beziehung zu Gott. Kierkegaard versucht, die Stufen der Verzweiflung nach dem Grad des menschlichen Selbst-Bewusstseins zu bestimmen. Er unterscheidet zwischen der ›uneigentlichen‹ Verzweiflung, die darin besteht, dass der Mensch sich seiner Verzweiflung nicht bewusst ist, auch nicht dessen, dass er ein Selbst besitzt, und der ›eigentlichen‹ oder bewussten Verzweiflung, die sich aus Trotz, aus Schwäche oder sogar als dämonische Verzweiflung zeigen kann. Indem aber Gott als Maßstab des Selbst verstanden wird, ist alle Verzweiflung Sünde.

Die ›Krankheit zum Tod‹ ist thematisch gesehen eine Fortsetzung der im Jahre 1844 erschienenen Schrift Kierkegaards über den Begriff der Angst. Seine Existenzphilosophie ist mehr als eine Aufforderung, sich mit dem Sinn von Leben und Sterben auseinander zu setzen. Hier finden sich Ansätze für eine tiefenpsychologisch orientierte Selbstverwirklichung. Ob das allerdings die Bezeichnung *»Kierkegaard, der Psychoanalytiker«* (E. Becker, 1976, 112) verdient, sei dahingestellt. Kierkegaard verstand die Krankheit zum Tode auch als ein sehr persönliches Buch, als ein Gericht über sich selbst. Die Analyse der Verzweiflung ist in hohem Maße Selbstanalyse, von der auch die Tagebücher jener Jahre beredtes Zeugnis ablegen. Kierkegaard weiß, wovon er spricht, die Angst ist ihm zweite Natur: *»Das ganze Dasein ängstigt mich, von der kleinsten Fliege bis zu den Geheimnissen der Inkarnation; durch und durch ist es mir unerklärlich, am meisten ich selbst; das ganze Dasein ist mir verpestet, am meisten ich selbst. Groß ist mein Leid, grenzenlos, niemand kennt es, außer Gott im Himmel, und er will mich nicht trösten; niemand kann mich trösten; niemand kann mich trösten außer Gott im Himmel, und er will sich nicht erbarmen.«* (Kierkegaard, 1974, S. 195)

2. Das Sein zum Tode: Martin Heidegger

Die Bedeutsamkeit des Todes nimmt in Heideggers ›Sein und Zeit‹ eine zentrale Stellung ein. Mit seinem Denkmodell des ›Vorlaufens in den Tod‹ behandelt er das Wissen um den Tod nicht als isoliertes Phänomen neben anderen, sondern er expliziert Strukturmerkmale über alles bloß empirisch-induktive Wissen hinaus und legt ihre Bedeutsamkeit für die menschliche Existenz frei. Heideggers existenziale Analyse der Todesproblematik ist mit dem Ansatz Kierkegaards aufs Engste verwandt.

Heidegger bemüht sich in seiner Schrift nicht um eine philosophische Anthropologie, sondern stellt die Frage nach dem Sein schlechthin. *»Das Sein, darum es diesem Seienden geht, ist je meines.«* (Heidegger, 1979, § 9, 42) Dem Leben in der ›Jemeinigkeit‹ geht es immer um das eigene Sein, das sich nach Heidegger nur über den Umweg der Daseinsanalyse erschließt. Dieses Dasein wird beschrieben als In-der-Welt-sein, als Zugehörigkeit zur Welt, als ontologische Bestimmung. Der Bezug des Menschen zu seiner Welt, so Heidegger, wird geregelt durch die *»Sorge«* oder durch den *»besorgenden Umgang«* (ebd. § 15, 68). Heidegger meint damit wohl, dass die Welt im Umgang mit Dingen und Menschen erschlossen wird. Man könnte dies auch Seinsverstehen nennen. Die Sorge wird gedacht als Vorlaufen in den Tod, die Sorge bildet die Ganzheit des Daseins ab. Heidegger formuliert dies so: *»Die Sorge liegt als ursprüngliche Strukturganzheit existential-apriorisch vor jeder, das heißt immer schon in jeder faktischen Verhaltung und Lage des Daseins.«* (ebd. § 41, S. 193)

Das Dasein ist also in der Sorge immer schon über sich hinaus, es ist immer schon, was es noch nicht ist. Die Sorge ist auf das Ganze des Daseins bezogen, Heidegger nennt das ein *»Sich-vorweg-Sein«*. Solange wir sind, haben wir unsere Ganzheit nie erreicht. Erst der Tod beendigt unser In-der-Welt-sein, dann wird uns der Spielraum genommen. Aber den Tod kann der Mensch nie wirklich erfahren, denn wenn der Tod kommt, hat der Mensch verloren. (Dieser Gedanke gleicht dem Epikurs.) Auch für Heidegger ist der Tod Weltuntergang: Er ist das Ende des Seinkönnens.

Tod ist immer der jemeinige, d.h. jeder stirbt seinen ganz eigenen Tod und nie den Tod der anderen. Keiner kann dem anderen sein Sterben abnehmen. Sterben wird als *»Seinsweise, in der das Dasein zu seinem Tode ist«* bezeichnet (ebd. § 49, 247). So kann Heidegger sagen: *»Das mit* *dem Tod gemeinte Enden bedeutet kein Zu-Ende-sein des Daseins, sondern ein Sein-zum-Ende dieses Seienden.«* (ebd. § 48, 245) Also: Weil das Dasein sich immer schon irgendwie zu seinem Tode verhält, weiß der Mensch, quasi apriorisch, um sein Ende. Was ihm bleibt, ist die Möglichkeit, sich in unterschiedlichster Weise zu seinem Ende zu verhalten. Er hat nach Heidegger die Wahl, sich *»uneigentlich«* oder *»eigentlich«* zu seinem Tod in Bezug zu setzen.

Unter dem *»uneigentlichen Sein zum Tode«* versteht er, dass der Mensch in einem *»Man«* verharrt und somit alle Seinsmöglichkeiten einebnet. Die Uneigentlichkeit delegiert Seinsmöglichkeiten nach außen, d.h. die Öffentlichkeit regelt alle Welt- und Daseinsauslegung. *»Man«* schreibt vor, wie Leben stattfindet, wie man denkt. Heidegger bezeichnet diese Seinsqualität als das *»Man-selbst«* und unterscheidet dieses von dem eigentlichen, dem *»ergriffenen Selbst«* (ebd. § 27, 129). In unsere moderne Sprache übersetzt ist hier die Spannung zwischen Selbst- und Fremdbestimmung gemeint. Im Sein zum Tode tritt nach Heidegger diese Spannung besonders hervor: Das Manselbst betont nicht mehr den jemeinigen Tod, sondern wie ›man‹ stirbt. *»Das Sterben, das wesenhaft unvertretbar das meine ist, wird in ein öffentlich vorkommendes Ereignis verkehrt, das dem Man begegnet.«* (ebd. § 51, 253)

Im uneigentlichen Sein wird der Tod also um die jemeinige Möglichkeit des Daseins beraubt, kommt sozusagen nur noch als Todesfall vor. Das Man *»gibt ihn aus als immer schon ›Wirkliches‹ und verhüllt den Möglichkeitscharakter und in eins damit die zugehörigen Momente der Unbezüglichkeit und Unüberholbarkeit«.* (ebd.) Der Mensch muss sich von der alltäglichen Auslegung des Todes befreien, sie verdeckt das uns mögliche Wissen um den Tod, die oben angesprochene Todesgewissheit. ›Man stirbt‹ eben und gerade nicht ich. Das Sterben wird quasi auf ein Vorkommnis nivelliert, das niemand eigens zugehört, das eigentliche Sein zum

Tode wird überformt von der Tatsache eines *»immer schon Wirklichen«*, dem Man eben, und damit verdeckt. Alle diese Versuche, dem Tod auszuweichen, entfremden das Dasein seinem eigensten Seinkönnen. Man beruhigt sich über den Tod und verhüllt damit eine jemeinige Qualität des Daseins, d.h. es wird eine aktive und gewollte Auseinandersetzung mit der eigenen Begrenztheit verhindert. Heidegger betont, dass das Dasein auch in der Uneigentlichkeit und in der durchschnittlichen Alltäglichkeit ein Sein zum Tode bleibt, nur eben als Modus der Ablenkung. *»Die verfallende Alltäglichkeit des Daseins kennt die Gewißheit des Todes und weicht dem Gewißsein doch aus.«* (ebd. § 52, S. 259)

Heideggers existenzialer Entwurf eines eigentlichen Seins zum Tode will die Möglichkeit des eigentlichen Umgangs mit dem Tode, im Vorlaufen in den Tod, aufzeigen. Die Entfremdung des Daseins ist erst durch die Befreiung von der beschriebenen Alltäglichkeit des Man-Selbst erreicht. Dann wird das Dasein als Vorlaufen in den Tod verstanden, kann es sich im Sich-Vorweg-sein alle Möglichkeiten der Jemeinigkeit des Todes erschließen, und dann erst kann man von einem ergriffenen Selbst sprechen. Wie sich jemand seinem eigenen Tod gegenüber verhält, hat damit entscheidende Bedeutung für die individuelle Lebensführung. Heidegger hat das Verstehen des Todes notwendig mit der Stimmung der Angst verbunden. Erst im Vorlaufen in den Tod öffnet sich das Dasein für eine Bedrohung, die daraus resultiert, dass es ständig mit der Gewissheit seiner Begrenztheit konfrontiert ist. Im eigentlichen Sein zum Tode ist der Mensch auf sich selbst zurückgeworfen, sein Dasein ist völlig individualisiert, vereinzelt. Es wird *»durch sein eigenes Sein vor es selbst gebracht«*. (ebd. § 40, S. 184) Das ist es, was Heidegger als Grundbefindlichkeit der Angst kennzeichnet. Die Unbestimmtheit der Vereinzelung wird in der Befindlichkeit der Angst inne. Die Angst hat also keinen bestimmten Gegenstand, sie konstituiert sich als allgemeine Lebensangst. Das In-der-Welt-sein als solches nährt die Angst. In dieser Angst befindet sich das Dasein vor dem Nichts, sie wird in der Unmöglichkeit unserer Existenz beschrieben. Sie stellt den Menschen vor das Nichts, konfrontiert ihn mit seiner Auslöschung. Dieser Gedankengang veranlasst Heidegger zu sagen: *»Das Sein zum Tode ist wesenhaft Angst.«* (ebd. § 53, 266) Sich dem eigentlichen Sein zum Tode zu stellen, heißt darum immer auch, Mut zur Angst zu besitzen und die in der Angst sich aufdrängende Bedrohung des Daseins auf sich zu nehmen. *»Das Vorlaufen enthüllt dem Dasein die Verlorenheit in das Man-selbst und bringt es vor die Möglichkeit … es selbst zu sein, selbst aber in der leidenschaftlichen, von den Illusionen des Man gelösten, faktischen, ihrer selbst gewissen und sich ängstenden Freiheit zum Tode.«* (ebd.)

Diese Freiheit zum Tode meint nur die bewusste Antizipation des Todes, die Todesintegration. Nur in der Angst ist die Freiheit zum Tode möglich. Der *»Mut zur Angst«* (ebd. § 51, 254) lässt äußere Ansprüche und Normen verblassen, der Mut zur Angst bedeutet lediglich ein bewusstes und willentliches sich Stellen zum Tode. Man wird Heidegger jedoch nicht gerecht, wenn man denkt, dass die Vereinzelung des Menschen eine willkürliche philosophische Entscheidung darstellt, sondern diese verkörpert vielmehr eine selbstgesetzte Notwendigkeit. Denn das eigentliche Dasein ist niemals autark oder beziehungslos. Die Uneigentlichkeit des Seins zum Tode, sprich die Übermacht der kulturellen und gesellschaftlichen Ansprüche, kann als notwendige Bedingung des *»eigentlichen«* oder *»ergriffenen Selbst«* gesehen werden.

3. Interpersonale Todeserfahrung: Gabriel Marcel

Heideggers und Kierkegaards Auffassungen vom Vorlaufen in den Tod entwerten überindividuelle und intersubjektive Strukturen. Das geht so weit, dass Heidegger die Bedeutsamkeit des Todes anderer Menschen negiert und für die Antizipation des eigenen Todes ausschließt. Für Heidegger steht nur der jemeinige, der für das Selbst evidente Tod im Vordergrund. Die Erfahrung des Todes, die Betroffenheit des Menschen durch den Tod ist nach G. Marcel gerade vom Tode der anderen her vorwegzunehmen. Gerade der existentielle Mitvollzug des Todes einer anderen Person entwickelt sich nach Marcel durch die Liebe. *»Was zählt, ist weder mein Tod noch der Ihre, sondern der Tod dessen, den wir lieben, mit anderen Worten: das Problem, das einzige wesentliche Problem wird durch den Konflikt von Liebe und Tod gestellt.«* (G. Marcel, 1961, S. 287)

Schon Augustinus war durch den Verlust des Freundes so getroffen, dass er *»alles haßte, weil es ihn nicht mehr enthielt ... Mein Herz war finster vor Schmerz darüber, und alles, was ich erblickte, war Tod ... Ich wunderte mich nämlich, dass überhaupt die anderen, die Sterblichen, lebten, da doch der, den ich geliebt hatte, als könnte er nie sterben, gestorben war.«* (Confessiones IV, 4,6)

Der Tod eines anderen Menschen kann uns so treffen und angehen, dass es zur Tragödie des Überlebens kommen kann. Für G. Marcel beschreibt dies einen Zustand, der dem absoluten Schmerz entspringt. Es findet eine Art Identifikation mit dem Verstorbenen statt. Sein Tod ist mein Tod. (1964, S. 75ff) *»Wer ist ein Überlebender?«*, fragt Robert Lifton, und er antwortet: *»Jeder, der direkt dem Tod ausgesetzt war und ihm entging«* (1994, S. 270). Für G. Marcel hängt diese Erfahrung tiefster Betroffenheit durch den

Tod eines anderen wesentlich von der Offenheit ab, sich vom Tod des anderen berühren zu lassen. Dieses Offensein, den Bezug zwischen dem Sterbenden und dem Teilnehmer am Sterbeprozess, nennt er *»Intersubjektivität«*. G. Scherer versucht, den Begriff der Intersubjektivität (der missverständlich als Objektivierbarkeit von Sätzen, in denen alle vernünftigen Subjekte übereinstimmen, verstanden werden kann) in den Begriff der Interpersonalität zu übersetzen: *»Das ›Zwischen‹ der Interpersonalität ist ein anderes als das der Intersubjektiviät. Ginge es uns um gleiche Objekte des Wissens und Handelns, auf die sich die Subjekte beziehen, um Allgemeingültigkeit zu konstituieren, so blieben dabei Einmaligkeit und Selbstsein der Menschen außer acht.«* (G. Scherer, 1976, S. 152) Interpersonalität bezieht sich also auf die jeweiligen, konkreten Personen, die interpersonale Beziehung schließt den Menschen in seiner gesamten personalen Identität ein.

In dem Konflikt Liebe-Tod wurzelt das wirkliche Problem. Für Gabriel Marcel versinkt das Leben ohne Liebe im Tod, wirkliche Liebe hingegen besiegt den Tod. Einen Menschen zu lieben, heißt ihm sagen: Du wirst nicht sterben. Liebe zielt auf Unsterblichkeit. Der Liebe ist Hoffnung über die Todesgrenze hinaus immanent, die Hoffnung auf Todestranszendenz. Für Marcel ist der Tod des geliebten Menschen tragischer als der eigene Tod. Das Ereignis der Liebe bringt uns in Berührung mit dem Tod, in dem die Vollendung des Lebens wie eine vorauslaufende Erinnerung an den Tod empfunden wird. Georges Bataille spricht in *›Der heilige Eros‹* von der Liebe und dem Tod: *»Der Zufall will, dass der Liebende über das geliebte Wesen … den Grund des Seins, die Einfachheit des Seins erfaßt.«* (1974, S. 20)

Marcel unterscheidet zwischen possessiver und oblativer Liebe. In der possessiven Liebe ist das Ich um sich selbst geschlossen und betrachtet den anderen Menschen als Gegenstand. Das Ich und das Du sind voneinander geschiedene Subjekte. Die so entstandene Welt nennt Marcel die Welt des Habens, der Begierde und der Angst. Marcel drückt seine Besorgnis und Furcht vor der Welt der Maschine aus, in der nur noch ein Zusammenhang von Selbsterhaltung, Todesangst und Herrschaft eine Rolle spielt. Diese Welt steht im Zeichen des Funktionalismus und der Sinn für das Sein geht verloren. In ihr ist, weil der Mensch von seinen Funktionen her bestimmt wird, für eine Hoffnung über den Tod hinaus kein Platz mehr. Diese Welt des Objektiven ist für Marcel problematisch: Das ist die Welt der vereinzelten, der isolierten Gegenstände, die den Menschen beherrschen. Erst im Durchbruch zur Welt des wesentlichen Seins, im Übergang der sich selbst übersteigenden Liebe, die er die oblative nennt, tritt der Mensch in die Offenheit für den anderen ein, bringt sich ihm dar, wird berührbar, lässt den anderen an sich teilhaben.

In dieser Offenheit füreinander, in der eine Person zum Mittelpunkt für die andere wird, wird die Intersubjektivität vollzogen. In dieser Offenheit füreinander wird, nach Marcel, das Ich sozusagen entpartikularisiert. Das soll soviel sagen: Das Ich ist weder für sich noch für den anderen ein isoliertes Objekt, sondern repräsentiert vielmehr eine ›Ko-Präsenz‹. Hier geht es um eine Entgrenzung des Ichs, d.h. die Menschen werden über ihre in sich verschlossene Subjektivität hinausgeführt. In dieser Offenheit öffnet sich, nach Marcel, darüber hinaus auch ein neuer Horizont: Die Wirklichkeit offenbart in der Präsenz der Menschen füreinander den Sinn des Seins. Marcel stößt an die Grenze der objektivierenden, alltäglichen Sprache: Wenn er die Erfahrung dieser schöpferischen Erneuerung beschreibt, wird er nahezu poetisch. Für ihn geht es um die *»Verwirklichung der Präsenz im Schoße der Liebe…, die unendlich alle begriffliche Beglaubigung übersteigt; denn sie vollzieht sich im Schoße eines Unmittelbaren, das sich jenseits aller* *gedankenhaften Vermittlung befindet.«* (1961, S. 8) In Gegenwart und Unsterblichkeit heißt es: *»Die Intersubjektivität, könnte man sagen, ist die Tatsache, zusammen im Licht zu sein.«* (S. 298)

Das Verständnis von Intersubjektivität nahe zu bringen, war nötig, um zu verdeutlichen, wie der Tod derer, die wir lieben, für die Überlebenden eine Todeserfahrung bedeutet. Als einer der Ersten hat diese These (einen Menschen lieben, heißt sagen: Du wirst nicht sterben!) Paul Landsberg vertreten. Er geht von der Voraussetzung aus, wir seien in der Liebe mit einem anderen Menschen zu einem Wir zusammengeschlossen. Stirbt eine der Personen, spüre ich den Tod im Urgrund meiner eigenen Existenz. Schon vor dem Ende *»vollzieht … sich am Organismus des Mitmenschen ein gewisses Geschehen … genau nun …, wo das Lebewesen uns abhanden kommt, machen wir auch die Erfahrung einer geheimnisvollen Abwesenheit der geistigen Person. … Die enge Verknüpfung zwischen einem Ereignis der vitalen Ordnung und einem Verschwinden der geistigen Person ist den Augen unseres Geistes wahrnehmbar geworden.«* (1973, S. 22–24)

Diese Aussagen stimmen mit denen Marcels überein. Er spricht ebenfalls von einem Wirgefühl, in welchem sich, in Offenheit der beteiligten Menschen, der Seinsvollzug bewegt. Liebe deutet auf eine gemeinsame Welt, auf Verbundenheit im Wir, die Trennung im Tode zeigt sich so gesehen auch als Weltverlust, ja sogar als Selbstverlust. In der Erfahrung eines von der Liebe so tief beanspruchten Lebens stellt sich die Frage nach Sinn oder Unsinn des bisherigen Lebens. Die Dialektik zwischen Liebe und Tod ist das zentrale Thema, das Marcels Denken ausmacht. Marcel sieht sich als Philosoph der Schwelle, d.h. er fühlt sich eher denen zugewandt, die tastend und suchend und auch in großer Angst Stellung beziehen, als jenen, die in festem Glauben Gewissheiten pflegen und alles andere dogmatisch ins Irrationale verbannen.

4. Existenzphilosophie I: Karl Jaspers

Im Mittelpunkt der Philosophie von Karl Jaspers steht der Begriff der Existenz. Hierunter ist nicht das Dasein zu verstehen, sondern Existenz ist zugeschnitten auf den einzelnen Menschen, auf sein Selbst im Sinne Kierkegaards. Nach Jaspers kann man den Menschen auf vier Ebenen betrachten: als Dasein, als Bewusstsein, als Geist und als Existenz. Auf der Ebene des Daseins ist der Mensch mit dem Überleben befasst, er ist biologisch determiniert, bewegt sich in Sorge und Furcht, im Planen und Handeln. Als Bewusstsein ist er auf der Ebene des Verstandes angesprochen. Als Geist ist der Mensch in gesellschaftliche Bezüge eingebettet und versucht, um Richtung und Orientierung bemüht, seinem Leben Sinn zu unterlegen. Als Existenz schließlich nehmen wir Bezug auf das über die Welt hinausführende Sein, auf die Transzendenz. Transzendenz ist, *»wenn die Welt nicht aus sich besteht, nicht in sich selbst gegründet ist, sondern über sich hinausweist. Ist die Welt alles, so ist keine Transzendenz. Ist aber Transzendenz, so liegt im Weltsein ein möglicher Zeiger auf sie.«* (1948, S.17)

Diesen transzendentalen Sprung über alles Welthafte hinaus bezeichnet Jaspers als ›Grenzsituation‹. Unter diesen Schlüsselbegriff seiner Philosophie subsumiert er die Endlichkeit des Menschen, den Tod, das Leiden und die Schuld. Dem Tod des Mitmenschen misst er ähnliche Bedeutung bei: *»Der Tod des Nächsten hat totalen Charakter und wird damit Grenzsituation, wenn der Nächste der eine und einzige für mich ist. Selbst dann bleibt die entscheidende Grenzsituation doch mein Tod als meiner, als dieser einzige, gar nicht objektive, nicht im Allgemeinen gewußte.«* (Jaspers, 1956, S. 222)

Wenn man sich von Grenzsituationen treffen bzw. berühren lässt, nämlich so, dass man die Einsamkeit des eigenen Seins erfährt, zerbricht die schematisierende, allgemeine und alltägliche Wirklichkeit. *»Grenzsituation ist nicht mehr Situation für das Bewußtsein überhaupt, weil das Bewußtsein als wissendes und zweckhaft handelndes sie nur objektiv nimmt oder sie nur meidet, ignoriert und vergißt; es bleibt innerhalb der Grenzen …«* (ebd. S. 203) Wenn Jaspers von Transzendenz spricht, verlässt er die Grenzen der Normalität, er findet in Harmonisierungsversuchen der Wirklichkeit keine Beruhigung. Tod, Leid und Schuld sind unaufhebbar und bieten keinen tragfähigen Grund für das Sein. Im Sein des Menschen geht es um Verwirklichung der Existenz, um die Einzigartigkeit des Menschen. Im Erleben von Grenzsituationen wird dem Menschen alles Weltimmanente fraglich, aber nur dann, wenn er sich in den überweltlichen Urgrund des Seins fallen lassen kann. Jaspers nennt dies philosophischen Glauben.

Hier schließt sich die Frage an, wie die Grenzsituation des Todes für Jaspers die existenzielle Wahrheit von Transzendenz ermöglicht. Existenz vollzieht sich immer auf dem Boden des Daseins. Beide, Existenz und Dasein, sind in einer unaufhebbaren Spannung miteinander verbunden. Will ich das Dasein im Gegenständlichen und Allgemeingültigen festhalten, verwirke ich Existenz. Andererseits verfängt sich der Mensch ebenfalls, wenn er Dasein verachtet, vernachlässigt oder gleichgültig findet. *»Als mögliche Existenz bin ich wirklich nur, wenn ich daseiend erscheine, in der Erscheinung aber mehr als erscheine. Kann ich daher das Leiden am Ende als Dasein zwar nicht aufheben, so doch in der Existenzgewißheit sogleich überwinden, d.h. seiner Herr bleiben. Der Tod ist für die Existenz die Notwendigkeit ihres Daseins durch Verschwinden ihrer immer zugleich unwahren Erscheinung.«* (Jaspers, 1948, S. 484)

Die Polarität in ihrer unaufhebbaren Spannung zwischen Dasein und Existenz entspricht einer zweifachen Angst. Der Angst vor der Endlichkeit, vor dem vitalen

Nicht-Mehr-Sein steht die existenzielle Angst gegenüber, die Angst vor dem existenziellen Nicht-Sein. Die Angst vor dem Tode aufzuheben ist nur möglich, wenn die existenzielle Wirklichkeit ergriffen wird, wenn im Durchgang durch die Grenzsituation das Selbst ergriffen wird. Dieser Augenblick muss im Menschen immer wieder neu vollzogen werden. Dies ereignet sich nach Jaspers »*im Todesmut des heroischen Menschen, der aus Freiheit sich einsetzt; im Wagnis des Lebens, wo es in hellem Bewußtsein einem Menschen beschieden ist, zu wissen und zu wollen, dass er sich mit einer Sache identifiziere, und dass er sich, seines Seins gewiß, sagen kann: Hier stehe ich und falle; überall wo existentielle Wirklichkeit dem Tode entgegenblickt in dem Bewußtsein eines Seins, das sich in der Zeit erscheint, und von sich her nur in der Zeit als Erscheinung wissen kann, sich aber darin eines Ursprungs gewiß ist, den es nicht weiß*«. (ebd. S. 489)

In diesem Augenblick der Freiheit, in dem der Mensch die existenzielle Freiheit ergreift, bricht ewiges Sein durch. Jaspers nennt die realisierte Wirklichkeit Unendlichkeit. Jaspers sieht zwei Möglichkeiten des Todes: erstens die Qual des Nicht-Sterbenkönnens, wenn Dasein endlos dauern würde, zweitens den Tod der nicht verwirklichten Existenz, der erst durch verwirklichte Möglichkeit erfüllt wird. Tod fordert Tapferkeit, Jaspers nennt sie Heroismus. Das Entscheidende ist für ihn, auf den Tod zuzugehen, nicht im Sinne der Stoiker oder der Epikuräer, sich gegenüber dem Tod unempfindlich zu machen durch die Ruhe des Geistes oder durch den Gedanken, der Tod gehe uns nichts an, sondern durch die Möglichkeit, im Durchgang der Grenzsituation Vollendung zu finden. Der Mensch ist wandelbar, auch gegenüber dem Tod. Er bezieht keine für alle Zeiten festgelegte Stellung zum Tod. Er kann immer wieder an der Grenzlinie von Angst und Tod, wenn er am Tod zu verzweifeln scheint, sich seines eigentlichen Seins bewusst werden. Wenn er die große Leere des

Nichts sieht, kann er dennoch seines Seins-Urgrundes gewiss bleiben, letztlich kann er philosophisch glauben.

Unsterblichkeit ist für Jaspers nur eine Chiffre für die realisierte existenzielle Wirklichkeit, für die Transzendenz. Dennoch lehnt er alle Vorstellungen von Unsterblichkeit ab, sie scheint für ihn ein weitergehendes Leben nach dem Tod zu sein, das am Dasein orientiert ist, nicht aber Bezug hat zur Existenz oder zur Transzendenz.

5. Existenzphilosophie II: Jean-Paul Sartre und Albert Camus

Jean-Paul Sartre stellt die absolute Absurdität des Todes heraus, eines Todes, der keine Möglichkeit des Daseins ist, sondern *»eine jederzeit mögliche Nichtung meiner Möglichkeiten, die außerhalb meiner Möglichkeiten liegt.«* (Sartre, 1993, S. 923) Der Sinn des menschlichen Lebens kann für ihn nur darin liegen, gegen diese Absurdität zu revoltieren. Der Tod ist ein Januskopf, eine Grenze, aber er ist noch ein Phänomen des Lebens, das allerletzte Phänomen, der Tod ist zu einem Ereignis des menschlichen Lebens geworden. Jeder Versuch, den Tod wie einen auflösenden Akkord am Schluss einer Lebensmelodie zu betrachten, muss seiner Meinung nach als verfehlt angesehen werden. *»Die Freiheit, die meine Freiheit ist, bleibt ganz und unendlich; nicht daß der Tod sie nicht begrenze, sondern weil die Freiheit niemals auf die Grenze trifft, ist der Tod durchaus kein Hindernis für meine Entwürfe, er ist bloß ein Schicksal, anderswo als diese Entwürfe. Ich bin nicht frei um des Sterbens willen, sondern ich bin ein freier Sterbender.«* (ebd. S. 941) Aber, so kann er fragen, *»ist der Tod, der mich trifft, mein Tod?«*(ebd. S. 918) Sartre spart nicht mit vehementer Kritik an Heidegger. Er wirft ihm vor, der Humanisierung des Todes eine philosophische Form zu geben. Der Tod sei die eigene Möglichkeit des Daseins geworden, das sich als Sein zum Tode definiert. Heidegger habe dem Tod, der notwendig ein grausames und unverstehbares Schicksal sei, seinen wahren Charakter nehmen wollen. Er kritisiert, dass der Tod bei Heidegger in die gesamte Seinsstruktur des Menschen integrierbar sei, indem er als jemeine Möglichkeit verstanden wird. Doch, so fragt Sartre, ist der Tod eigentlich eine Möglichkeit, die meinem Zugriff zugänglich ist? Ist der Tod als eine eigene Möglichkeit überhaupt konzipierbar, wenn er doch ganz offensichtlich Schicksal bedeutet? Für Sartre ist er als unbestimmte Möglichkeit ganz entschieden nicht verstehbar.

Als eigene Möglichkeit kann der Tod nur verstanden werden, wenn er konkret ist und seine Unbestimmtheit verloren hat: zum Beispiel als Selbstmord, als Helden- oder Märtyrertod. Für Sartre wesentlich ist also die Möglichkeit, sich für den Tod und damit gegen das Leben bewusst zu entscheiden: *»Endlich sein ist nämlich sich wählen, d.h. sich das, was man ist, anzeigen lassen, indem man sich auf eine Möglichkeit hin unter Ausschluß anderer entwirft.«* (ebd. S. 938)

Das Ganze des Lebens ist, nach Sartre, absurd, denn *»es ist widersinnig, dass wir geboren sind, es ist widersinnig, dass wir sterben.«* In dieser Absurdität liegt die *»permanente Entfremdung meines Möglich-Seins, das nicht mehr meine Möglichkeit ist«*. (ebd. S. 939) Heideggers Vorlaufen in den Tod ist für Sartre nicht annehmbar, weil der Tod genau wie die Geburt ein zufälliges Faktum ist, über das wir in keiner Weise verfügen und es daher auch niemals verstehen können. Für Sartre bricht der Tod von außen in die Freiheit, sprich in das sich entwerfende und seine Möglichkeiten realisierende Sein des Menschen, ein. Im Ergreifen seiner Möglichkeiten lebt der Mensch für sich. *»Im Für-Sich«*

aber *»ist kein Platz für den Tod; es kann ihn weder erwarten noch realisieren, noch sich auf ihn hin entwerfen; er ist in keiner Weise Grund von dessen Endlichkeit und kann überhaupt weder von innen als Entwurf der ursprünglichen Freiheit begründet noch von außen als eine Qualität durch das Für-sich empfangen werden. Was ist er also? Nichts anderes als ein gewisser Aspekt der Faktizität.«* (ebd. S. 939)

Nehmen wir ernst, dass, solange wir leben, noch unverwirklichte Möglichkeiten bestehen, so ist erkennbar, dass der Tod uns nicht automatisch zu erfüllter Ganzheit verhilft, sondern dass wir im Sterben als unabgeschlossene Ganzheit übrig bleiben. Dieses stehen gebliebene Leben, das im Tod endgültig wird, nennt Sartre absurd, weil alle bisher verwirklichten Möglichkeiten von einer sturen Faktizität des An-sich-Seins überholt sind. Alles ist Ausdruck der Zufälligkeit. Diese innere Überzeugung vereinzelt den Menschen, für Sartre ist eine Integration angesichts der Unausweichlichkeit und der Absurdität des Todes unmöglich.

Auf den Tod kann man, nach Sartre, nicht einmal warten. Man kann nur auf ein bestimmtes Ereignis warten, zum Beispiel auf einen Zug, von dem man weiß, dass er den Ausgangsbahnhof bereits verlassen hat und in einer bestimmten Zeit eintreffen wird. Der Tod ist nichts anderes als die *»Enthüllung der Absurdität jedes Wartens«* (ebd., S. 920), das Wissen um den Tod ist uns versagt. Wir wissen niemals, ob sich nicht der Zustand der Welt und des Universums im jetzigen Augenblick so verändert hat, dass der Tod beträchtlich nahe gerückt ist oder sich soeben beträchtlich entfernt hat. Es ist dabei absurd, zu meinen, man könnte sich zu ihm in irgendeiner Weise verhalten und gerade durch seine Unbestimmtheit, wie dies Heidegger und auch Kierkegaard gemeint haben, die Gegenwart als Möglichkeit des Selbstseins, der Jemeinigkeit ergreifen. *»So ist der Tod nie das, was dem Leben seinen Sinn gibt; er ist im Ge-*

genteil das, was ihm grundsätzlich jede Bedeutung nimmt. Wenn wir sterben müssen, hat unser Leben keinen Sinn, weil seine Probleme ungelöst bleiben und weil sogar die Bedeutung der Probleme unbestimmt bleiben.« (ebd. S. 928)

Sartre geht in seiner Betrachtung des Lebens noch weiter: Er geht davon aus, dass das Für-Sich das Sein ist, das immer ein Danach verlangt. Hier, so schlussfolgert er, gibt *»es keinen Platz für den Tod … Was kann also eine Erwartung des Todes bedeuten, wenn nicht die Erwartung eines unbestimmten Ereignisses, das jede Erwartung ad absurdum führen würde einschließlich des Todes selbst?«* (ebd. S. 928) Der Tod beseitigt jegliches Erwarten, er vereitelt jegliche Verwirklichung der Zwecke, die anzeigen, was wir sind, lässt uns im Unbestimmten, Unfertigen, und er verleiht allem subjektiv Erlebtem einen Sinn von draußen her. So lange wir leben, meint Sartre, wehren wir uns gegen diese Entäußerung, gegen die Allmacht des Schicksals, aber der Tod *»beraubt (uns) des subjektiven Sinns, um (uns) im Gegenteil jeder objektiven Bedeutung auszuliefern«* (S. 936), die außerhalb meiner Möglichkeiten liegen muss. Diese objektiven Bedeutungen gehören nach Sartre zur ontologischen Struktur des Für-Sich. So ist der Tod *»nicht meine Möglichkeit in dem vorhin definierten Sinn; er ist Situation als Grenze, er ist eine äußere faktische Grenze meiner Subjektivität.«* (ebd. S. 940)

Für Camus ist die Gewissheit des Todes eine Erfahrung der Absurdität. Absurdität hält auch er bestimmend für unsere Existenz. Er beschreibt die Wirklichkeit als etwas Übermächtiges, etwas, das stärker ist als der Mensch. Der Mensch wird in die Lage versetzt, sich diesem Leben gegenüber leidend und duldend zugleich zu verhalten. In seinen Werken spürt man die Ohnmacht, das Ausgeliefertsein und die Einsamkeit: *»Ein Kranker braucht Freundlichkeit, er möcht sich an irgend etwas halten können«*, *»eigenartig, wie schwierig das Sterben in unserer Stadt sein kann«*, *»wie ungemütlich der Tod, auch der moderne Tod sein kann, wenn er ei-*

nen an solch gefühllosem Ort ereilt« (Camus, 1950, S. 6). Ein derart bestimmtes Dasein zwingt uns die Frage nach dem Sinn auf. Sinn ist für Camus eine leitende Grundfrage, die alles Denken durchzieht. Nach Camus ist die Macht dieser Absurdität so überwältigend, dass ein Mensch, der sich der nackten Wahrheit stellt, irgendwann einmal um die Frage nach dem Selbstmord nicht herumkommt: *»Der Wurm sitzt im Herzen des Menschen«*, dem *»tödlichen Spiel, das von der Erhellung der Existenz zur Flucht aus dem Leben führt, muß man nachgeben …«* (Camus, 1960, S. 19)

Camus resigniert aber nicht an dieser Ohnmacht oder an der Absurdität: Gegen den Tod muss man, wenn auch ohnmächtig, protestieren. Dieser Standpunkt stellt sich ganz ähnlich dar wie der Sartres. Camus will der Erfahrung der Absurdität einen übergreifenden Sinn abtrotzen, alles Sprechen und Handeln soll sinnhaft ausgewiesen sein. Aber das Einfordern des Sinns verschärft für ihn zunehmend die Frage nach dem Tod. Wenn es nämlich Sinn gibt, dann muss der Tod logischerweise gerade die Instanz sein, die Sinn zerstört, sodass der Mensch sich in einem Zwiespalt, zwischen Sinn und Absurdität gespalten, vorfindet. Dieser Konflikt ist nicht lösbar. Die radikale Endlichkeit des Menschen lässt für Camus jede Aussicht auf ein Jenseits platzen. Seine Freiheit besteht darin, zur Endlichkeit und zum Tod in der Freiheit seiner erfahrbaren und gestaltbaren Möglichkeiten ja zu sagen.

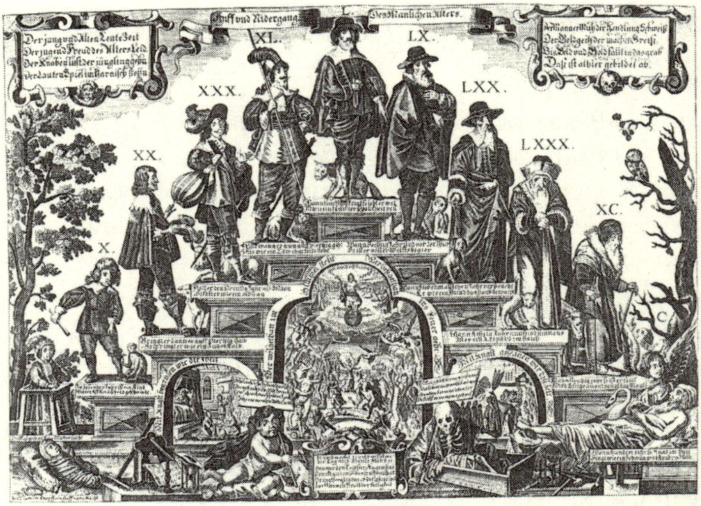

Auff und Nidergang des Manlichen Alters
Kupferstich, Mitte 17. Jahrhundert
Totentanzsammlung »Mensch und Tod«

V. Zur Psychologie der Sterblichkeit

»Wenn jemand stirbt, bevor er stirbt,
stirbt er nicht mehr, wenn er stirbt.«

Abraham a Santa Clara

1. Todestrieb-Hypothese: Sigmund Freud

Der absurde Grundzug unserer Zeit, der sich in unserer von Ulrich Beck so genannten *»Risikogesellschaft«* manifestiert, birgt die Gefahr psychischer Auswüchse. Ulrich Beck bezeichnet die Kehrseite der vergesellschafteten Natur als *»die Vergesellschaftung der Naturzerstörungen«*, *»ihre Verwandlung in soziale, ökonomische und politische Systembedrohungen der hochindustrialisierten Weltgesellschaft. In der Globalität der Verseuchung und weltweiten Lebensmittel- und Produktketten durchlaufen die Bedrohungen des Lebens in der Industriekultur gesellschaftliche Metamorphosen der Gefahr.«* (U. Beck, 1986, S. 10) Auch Robert Lifton ruft verzweifelt nach *»moralisch verbindlichen psychologischen Einsichten«*. *»Wer sich für destruktive Kräfte und ihre verheerenden Folgen öffnet, der übernimmt den Imperativ des Überlebenden.«* (R. Lifton, 1994, S. 9)

Mit Beginn der Achtzigerjahre drängt sich dem öffentlichen Bewusstsein die fundamentale Bedrohung unserer Existenz durch die zunehmende Umweltzerstörung und durch einen möglichen Atomkrieg auf. Robert Lifton nennt *»die Vorbereitung auf die totale Selbstvernichtung krankhaft«*. Skandalöses Beispiel hierfür war die 1983 erschienene Harvard-Studie ›Living with Nuclear Weapons‹, die die *»nukleare Normalität«* absegnete. (a.a.O., S. 141)

Im Verlauf dieser neu entfachten Konfrontation und der daraus entstehenden Debatte entwickelte sich unter Psychoanalytikern ein neues Interesse an der psychoanalytischen Kulturtheorie. Diese war zentraler Bestandteil psychoanalytischen Denkens zu Freuds Zeiten, war jedoch im weiteren Verlauf, insbesondere durch die Klinisierung der Psychoanalyse, dem weitgehenden Vergessen preisgegeben. Die Beschäftigung mit der psychoanalytischen Kulturtheorie brachte Freuds heftig umstrittene kulturtheoretische Schriften wieder in Erinnerung: die Theorie vom Todestrieb. Freud kommt zu dem Schluss, es müsse *»außer dem Trieb, die lebende Substanz zu erhalten und zu immer größeren Einheiten zusammenzufassen, einen anderen, ihm gegensätzlichen geben, der diese Einheiten aufzulösen und in den uranfänglichen, anorganischen Zustand zurückzuführen strebe. Also außer dem Eros einen Todestrieb; aus dem Zusammen- und Gegeneinanderwirken dieser beiden ließen sich die Phänomene des Lebens erklären.«* (S. Freud, 1994, S. 82) In heutiger Sprache würde man diese beiden Kräfte, analog zur Physik, als eine Art psychische Entropie bzw. Negentropie bezeichnen.

Nun war es auch für Freud nicht leicht, die Wirkung dieses angenommenen Todestriebes aufzuzeigen. Der Eros war auffällig, für jedermann greifbar und im Alltag verankert. Als klinisch greifbarster Nachweis dieses hypothetischen Todestriebes, von dem Freud annahm, dass er *»stumm im Inneren des Lebewesens an dessen Auflösung arbeite«* (ebd. S. 82), gelten ihm Sadismus und Masochismus. Psychoanalytiker sehen sich konfrontiert mit extremen Formen menschlicher Destruktivität und greifen gern in der klinischen Arbeit auf die Todestriebtheorie zurück, um sich extreme Zustände von Selbstzerstörung, Psychosen oder Autismus zu erklären.

Selbst Freud spricht von der *»eigenen Abwehr, als die Idee* *des Destruktionstriebs zuerst in der psychoanalytischen Literatur auftauchte, und wie lange es dauerte, bis ich für sie empfänglich wurde … Ich weiß, daß vielfach die Neigung besteht, alles, was an der Liebe gefährlich und feindselig gefunden wird, lieber einer ursprünglichen Bipolarität ihres eigenen Wesens zuzuschreiben«* (a.a.O., S. 83). Freud geht davon aus, dass man im Sadismus eine besonders starke Legierung des Liebesstrebens mit dem Destruktionstrieb vor sich hat, während man im Masochismus eine Verbindung der nach innen gerichteten Destruktivität mit der Sexualität findet. Er verwendet die Begriffe Todestrieb, Destruktionstrieb und Destruktionssucht synonym, obwohl ihr Bedeutungsgehalt keineswegs synonym zu verstehen ist. Während Destruktivität nur die Zerstörung kennt, kann Aggressivität auch konstruktiv zu verstehen sein. Das Gleichgewicht zwischen den beiden großen Polaritäten Eros und Todestrieb ist zugunsten des Negativen, des Todestriebes verschoben. Dieses Konzept ist auch reichlich missverstanden worden, als ob Freud hier einen Trieb im biologischen Sinn gemeint haben könnte. Zudem verstand man diesen Trieb rein spekulativ, weil er ja, nach Freud, stumm sei.

Sigmund Freud behauptet, dass das Ziel allen Lebens der Tod sei. Das masochistische, letztlich das selbstmörderische Element sei dem Organismus implizit; die destruktiven, zerstörerischen Impulse seien urprünglich selbstzerstörerisch nach innen gerichtet gewesen, werden aber nach außen als Aggression sichtbar. So gesehen ist der Todestrieb tatsächlich das Böse, das biologisch Böse, da er die Vernichtung des eigenen Lebens intendiert. Nach Freud wähnt sich das menschliche Unbewusste unsterblich, muss aber im Bewusstsein seiner Selbsterhaltung Aggressivität oder Destruktivität abwehren, vermeiden oder verleugnen: Daher erkennen wir möglicherweise nur die Aggressionen des anderen und weniger unsere eigenen. Im Über-Ich werden die vormals äußeren Zwänge und Aggressionen verinnerlicht. Über die Kultur und die Sozialisation werden durch die Identifikation mit den kulturellen Einrichtungen weitere Aggressionsimpulse von der eigenen Person weg veräußerlicht und der kulturellen Institution zur Kontrolle überlassen. Condrau geht davon aus, dass *»diese Angst vor dem Leben häufig als Todessehnsucht mißverstanden wird«. »Der Todestrieb«*, meint Freud, *»manifestiere sich auch als treibende Kraft gegen die Genesung des neurotisch Kranken.«* (nach Condrau, 1976, S. 229) Für Stern ist der Todestrieb ein noch unentwickeltes, aber dennoch ein entwicklungsfähiges und hilfreiches psychoanalytisches Konzept (vgl. Stern, 1972, S. 901–928). Er überlegt, dass die Verleugnung der Todesfurcht und die Verkennung des Todestriebs als pessimistisch seine Weiterentwicklung verhindert haben könnten. Todestrieb ist ein menschliches Potenzial, eine Möglichkeit der *»Anpassung an die Furcht vor dem Tod«* (Stern, 1972, S. 923).

Der Todestrieb richtet sich also offenbar nicht auf den Tod als biologisches Ereignis, sondern auf dessen psychische Antizipation, die Todes-Imago. Was das eigentliche Triebziel, also das Objekt des Todestriebes ist, sprich: welche Art des Umgangs dieser Trieb mit dem Objekt hat, bleibt vorläufig dahingestellt. Die Aggression erscheint als Ablenkung destruktiver Kräfte nach außen, quasi als psychische Repräsentanz des eigenen Todes. Hier geht es im eigentlichen Sinne gar nicht um die Ablenkung eines Triebes, sondern eigentlich um die Abwehr einer unmittelbaren, antizipierten Todesdrohung. Freud konfrontiert uns durch seine Todestriebtheorie mit unserem verleugneten Hang zur Aggression, zur Destruktion und mit dem verleugneten Tod selbst. Das Böse, das Destruktive ist hierbei mehr als ein Potential zu verstehen, das in jedem von uns steckt und jederzeit unerwartet hervorbrechen kann. Ob hierbei der Begriff des Todestriebes glücklich gewählt ist, darf zu Recht bezweifelt werden.

Als bedeutungsvoll für die Entstehung von Freuds Konzept des Todestriebes kann man drei Zusammenhänge beschreiben, die allesamt in Freuds Persönlichkeit verankert scheinen: Der erste Zusammenhang bezieht sich auf den starken Einfluss des Ersten Weltkriegs. Seine anfängliche enthusiastische, patriotische Einstellung war schnell verflogen und er erkannte, dass er ebenfalls stark durch Propaganda beeinflusst war. *»Die Zeit war für ihn gekommen, mit allen Illusionen Schluß zu machen.«* (Schur 1972, S. 350) *»Zu diesen Illusionen gehörte der Glaube, daß der Mensch hilfreich und edel geboren sei, und daß Erziehung und eine zivilisierte Umwelt alle bösen menschlichen Neigungen ausrotten könnten.«* (ebd. S. 353)

Einen zweiten Zusammenhang hat Max Schur, der persönliche Arzt von Freud, in seiner Biographie »Sigmund Freud, Leben und Sterben« erwähnt: Er berichtet von Freuds Krebserkrankung und seiner abergläubigen, fast zwanghaften Todesahnung. Freud glaubte überzeugt daran, früh sterben zu müssen und über ein bestimmtes Lebensalter nicht hinaus zu können. Max Schur schreibt: *»Freuds Formulierungen des Todestriebes und des Wiederholungszwanges waren zum Teil durch die unaufhörlichen Bemühungen determiniert, seinen zwanghaften Aberglauben durchzuarbeiten und mit dem Todesproblem fertigzuwerden, indem er den Tod als wissenschaftliches Problem behandelte.«* (ebd. S. 409)

Und schließlich, als dritter Zusammenhang, ist der plötzliche Tod seiner Tochter Sophie zu nennen. Er war tief erschüttert. In einem Brief an Ludwig Binswanger schreibt er: *»Die Ungeheuerlichkeit, daß Kinder vor den Eltern sterben sollen, haben wir beide nicht verwunden.«* (zit. n. Schur 1972, S. 393)

Wenn man demnach zu dem Schluss kommt, dass die Theorie vom Todestrieb eine neurotische Reaktion Freuds auf seine unheilbare Krebserkrankung und den Verlust seiner Tochter sein könnte, so stellt dieses Symptom einen

Kompromiss dar zwischen Trieb und Abwehr. Freud hat an einer Stelle in seiner Schrift »Jenseits des Lustprinzips« etwas ganz Ähnliches gefunden: *»Vielleicht haben wir uns dazu entschlossen (Annahme des Todestriebes), weil ein Trost in diesem Glauben liegt. Wenn man schon selbst sterben und vorher sein Liebstes durch den Tod verlieren soll, so will man lieber einem unerbittlichen Naturgesetz, der hehren Ananke, erlegen sein, als einem Zufall, der sich etwa hätte vermeiden lassen. Aber vielleicht ist dieser Glaube an die innere Gesetzmäßigkeit des Sterbens auch nur eine der Illusionen, die wir uns geschaffen haben, um die Schwere des Daseins zu ertragen.«* (1920, S. 47) Max Schur, der vielfach Äußerungen Freuds zum Thema Todesangst anführt, bemerkt mit Recht, dass diese *»nicht ohne Widerspruch in sich selbst«* seien. (Stern, 1972, S. 902)

2. Stirb und werde: Carl Gustav Jung

In C. G. Jung begegnen wir einem Menschen, dessen Seele eine natürliche Affinität zum Tode besitzt. Im Prolog eines von Anièla Jaffé herausgegebenen Buches über ihn sagt er: *»Mein Leben ist die Geschichte einer Selbstverwirklichung des Unbewußten. Alles, was im Unbewußten liegt, will Ereignis werden, und auch die Persönlichkeit will sich aus ihren unbewußten Bedingungen entfalten und sich als Ganzheit erleben. Um diesen Werdegang bei mir darzustellen, kann ich mich nicht der wissenschaftlichen Sprache bedienen; denn ich kann mich nicht als wissenschaftliches Problem erfahren.«* (zit. A. Jaffé, C.G. Jung, 1984, S. 10)

Zentrale Größe und das Ziel seiner Auffassung des Todes ist der Individuationsprozess des Menschen. Dazu schreibt Jung in seinem Aufsatz »Seele und Tod«: *»Von der Lebensmitte an bleibt nur der lebendig, der mit dem Leben ster-*

ben will. Denn das, was in der geheimen Stunde des Lebensmittags geschieht, ist die Umkehr der Parabel, die Geburt des Todes. Das Leben der zweiten Lebenshälfte heißt nicht Aufstieg, Entfaltung, Vermehrung, Lebensüberschwang, sondern Tod, denn sein Ziel ist das Ende.« (Jung, GW 8; S. 466) Jung hatte ursprünglich die Psychologie der Individuation, den Bewusstwerdungsprozess, als Auseinandersetzung mit dem Unbewussten gedacht. Wenn der Individuationsprozess richtig verstanden wird, ist er nicht nur eine Schule des Lebens, sondern, wie von Jung gedacht, auch eine Vorbereitung auf den Tod hin, auf den Sinn der zweiten Lebenshälfte hin gestaltet. Hierbei geht es nicht nur um Selbstverwirklichung oder Selbsterkenntnis, sondern, und das ist das Entscheidende, im Verlauf des Prozesses erkennt der Mensch die auf alles einwirkende Macht, die aus dem Unbewussten über den Ich-Willen des Menschen hinweg entscheidend in das Leben eingreift. Das bedeutet, dass die Selbstverwirklichung oder das Werden der Persönlichkeit immer auch gleichzeitig relativiert sind durch das Hintanstellen des Ichs gegenüber dem autonomen und als numinos erlebten Willen des Nicht-Ich. Hier geht es nicht um ohnmächtiges Sich-Fügen in ein Unvermeidbares, sondern um ein bewusstes, demütiges Ja zu einer solchen Ganzheit, zur eigenen Unterlegenheit. Sterben ist so gesehen vollständiges Sich-Hingeben, ein Ausgelöschtwerden des Ichs und seines Bewusstseins in den unbekannten Raum des Nicht-Ichs hinein. Auch für Jung war diese Haltung nicht von vornherein gegeben, sondern er rang darum. So schreibt er als 70-Jähriger nach einer lebensbedrohlichen Krankheit in einem Brief an Dr. Kristine Mann: *»Nur das ist schwierig: sich vom Körper zu lösen, nackt zu werden und leer von Welt und Ich-Willen. Wenn man den rasenden Lebenswillen aufgeben kann, und wenn es einem vorkommt, als fiele man in bodenlosen Nebel, dann beginnt das wahre Leben mit allem, wozu man gemeint war, und was man* *nie erreichte. Das ist etwas unaussprechlich Großes.«* (1.2.1945, Briefe I, S. 443)

Jung spricht hauptsächlich von den inneren Erlebnissen, er formuliert seine Gedanken als persönliche Auffassung. Zu ihnen gehören Träume und Imaginationen, die quasi den Urstoff seiner wissenschaftlichen Arbeit bilden. Er folgt dem Strom seiner seelischen Bilder, *»er hat nie das Gefühl verloren für etwas, das unter dem ewigen Wechsel lebt und dauert.«* (Jaffé, ebd. S. 11) Er nennt die Bilder seiner Seele *»mythologein«*. *»Für den Verstand ist das Mythologein eine sterile Spekulation, für das Gemüt aber bedeutet es eine heilende Lebenstätigkeit; sie verleiht dem Dasein einen Glanz, welchen man nicht missen möchte. Es liegt auch kein zureichender Grund vor, warum man ihn missen sollte.«* (ebd. S. 303) Das Unbewusste wird für Jung zum Totenland schlechthin, Träume sind eine Möglichkeit der Auseinandersetzung mit dem Unbewussten, die Toten werden als Stimmen des Nicht-Gelösten deutlich vernommen. Jung betonte immer wieder die Unmöglichkeit, auf die Frage nach dem Sinn des Lebens mit einer allgemein gültigen, objektiven Antwort aufzuwarten. Er hebt immer wieder die Subjektivität seiner Auffassung hervor, er kreierte einen Mythos, der ihm entsprach und dem er sich zutiefst verpflichtet fühlte. Seinen Sinn des Lebens sah er in einer fortdauernden Bewusstseinserweiterung, in allem lag für ihn ein Wachstumspotential, eine Erneuerung aus dem alten, verbrauchten Leben heraus, ein Wandlungsprozess. Kurz: ein Stirb und werde. So kann er auch das Ende des Lebens als zweite Geburt bezeichnen. Diese Sichtweise beschreibt das Leben als einen Ausschnitt des Seins, als eine Art Zwischenspiel in einer langen Geschichte. Der Bewusstwerdungsprozess ist als Individuationsprozess zu verstehen, und damit ist nach Jung das Ziel bereits vorgezeichnet: Jeder Mensch geht seinen eigenen Schicksalsweg, hat eine eigene Individuation, eine eigene Sinnerfüllung.

»… der Tod ist ein treuer Begleiter des Menschen und folgt ihm als sein Schatten. Man hat noch einzusehen, wie sehr Lebenwollen = Sterbenwollen ist«, schrieb Jung (Briefe I, S. 56) in einem kurzen Beileidsbrief an einen Freund. Diesen Schatten abzustreifen und den Tod aus unserem alltäglichen Denken zu verbannen, scheint unermüdliches Bemühen in dieser Welt zu sein. Für Jung ist dies unmöglich, wir können den Tod nicht aus der großen Einheit, die er darstellt, herauslösen: Der Tod ist nicht nur Teil eines Ganzen, sondern sollte nach Jung die letzte Vollendung eines erfüllten Lebens sein. *»Der Blick (des Alten) umfaßt Fernen, die ins Unendliche entfliegen. Die letzten Stufen (des Lebens) sind die schönsten und kostbarsten, denn sie führen zu jener Fülle, zu der hin innerstes Wesen des Menschen geboren ist.«* (Brief an Dr. J. Fierz, 21.11.1956, Briefe I, S. 498)

In Bezug auf Reinkarnation, auf Jenseitsvorstellungen erscheint es Jung, dass das Leben im Jenseits vom psychologischen Gesichtspunkt her eine konsequente Fortsetzung des psychischen Lebens im Alter sei. Die Psyche könnte für ihn jene Existenz sein, *»in der sich das ›Jenseits‹ oder das ›Totenland‹ befindet«. »… denn das Leben der Psyche bedarf keines Raumes und keiner Zeit. Die psychische Existenz, vor allem die inneren Bilder, mit denen wir uns jetzt schon beschäftigen, liefern den Stoff für alle mythischen Spekulationen über eine Existenz im Jenseits, und diese stelle ich mir als ein Fortschreiten in der Bilderwelt vor.«* (Jaffé, 1984, S. 322)

3. Die menschliche Natur und das Heroische

Hier geht es um die Schaffung und Legitimierung eines Wirklichkeitssinns, es geht um das Herausschälen einer Wahrheit, die dem Menschen hilft, sich mit seiner eigenen Situation auseinanderzusetzen: Es gibt überall auf der Welt so etwas wie einen Drang, Konzepte, Erklärungen, Modelle, Theorien u.v.m. zu liefern, um die unstillbare Sehnsucht nach Sinn, nach Verstehen zu nähren. Manchmal sind große Lügen die Folge, aber allen gemeinsam ist, dass sie Spannungen, Unsicherheiten lösen und gegen das allzumenschliche Grauen schützen. Es geht hier um Realität. Was darf Realität beanspruchen?

Nur endliche Gegenstände und Ereignisse besitzen jene unerschütterliche Festigkeit, die sie zur Realität machen. Berger/Luckmann unterscheiden zwischen der *»Tagseite«* des menschlichen Lebens und der *»Nachtseite«*. (Berger/ Luckmann, 1969, S. 105) Die Tagseite beschreibt die Routineexistenz, die alltägliche, gesicherte, vernünftige und gesunde Wirklichkeit, die helle Wirklichkeit, während die Nachtseite an den Rändern des Bewusstseins lauert. Mit der Nachtseite werden Grenzsituationen beschrieben, die eine ständige Bedrohung darstellen, die nur dank der hellen Wirklichkeitskonstruktion handhabbar scheinen.

Eine grundlegende Möglichkeit der Nachtseite zu begegnen, ist die Idee des Heroismus. Den Heroismus könnte man als die Kehrseite der Todesangst kennzeichnen, er ist als aktiver Versuch zu werten, sich auf die Tagesseite zu retten. Welche Rolle spielt dieser Heroismus in unserem Leben? Hilfreich zum Verständnis des Heroismus ist die Schlüsselkonzeption des ›Narzissmus‹. Dieses Konzept verdanken wir Sigmund Freud: Er hatte entdeckt, dass sich in jedem von uns die Tragödie jenes sagenhaften

Jünglings Narziß vollzieht, der ausschließlich sich selber lieben kann. Diese Selbstliebe bringt mit sich, dass man sich selbst unentbehrlich findet, während wir fast jeden, außer uns selbst, für entbehrlich halten. Im Grunde beschreibt dies eine maßlose Selbstüberschätzung, die der Verstand sich weigert, als solche zu erkennen. Der Narzißmus ist es, der Menschen ins Trommelfeuer marschieren lässt, der Narzissmus nährt den Glauben an die eigene Unsterblichkeit. Freuds Erklärung hierfür war, dass das Unbewusste den eigenen Tod nicht kennt.

Ernest Becker geht ebenfalls davon aus, dass der Mensch nichts für seine Selbstliebe könne, er sieht den Narzissmus als *»Überbleibsel seiner animalischen Natur«*. *»In jahrtausendelangen Evolutionen hat der Organismus seine eigene Identität bewahren müssen; er hatte seine eigene physiochemische Identität und mußte sie beschützen und aufrechterhalten.«* (1976, S. 21) Narzissmus hat beim Menschen immer auch mit dem fundamentalen Gefühl des Selbstwertes zu tun, ein Selbstwert, der immer wieder durch Wertschätzung bestätigt sein will. Dieses Selbstwertgefühl beruht ganz auf Symbolen, die wiederum den Narzissmus speisen. Wir haben die Fähigkeit, uns in die Welt hinaus auszudehnen, Welten neu zu schaffen, uns auszuzeichnen und Großartiges zu vollbringen, kurz: uns unsterblich zu machen. Verbinden wir diesen natürlichen Narzissmus mit dem fundamentalen Bedürfnis nach Anerkennung und Selbstachtung, schaffen wir ein einzigartiges Wesen. Der Kampf ist ein verzweifelter. Der Mensch muss sich auszeichnen, er will ein Held sein, dann zählt er mehr als jeder andere Mensch. Die Vernunft gewährleistet in diesem Prozess die Vermittlung des Realen, alles was die Vernunft nicht kontrolliert, gilt als irreal. Das Reale gilt es zu entdecken, das Undurchsichtige will durchdrungen sein. Laut Becker ist die menschliche Existenz zwangsläufig heroisch; unaufhörlich ringt sie darum, transzendieren zu können, was grundsätzlich ein Ringen bleiben muss, das nicht zu transzendieren ist. Die Gesellschaft hat ihren Part in der Bereitstellung eines symbolischen Handlungssystems, einem Gebilde von Rängen und Rollen, Sitten und Verhaltensregeln, und dient damit als Vehikel für ein irdisches Heldentum.

Den Bedarf an Heldentum einzugestehen, fällt nicht leicht. Bei den meisten Menschen scheint das Heroische verhüllt, während sie demütig und dennoch klagend die von der Gesellschaft bereitgestellten Rollen erfüllen. Sie gestatten sich ein kleines Heldentum, ein wenig herauszustechen, ein wenig auf sich aufmerksam zu machen, ein wenig herauszuragen aus einer sonst unüberschaubaren Masse. So schafft der Mensch sich eine kleine handhabbare Welt. Er billigt damit die kulturelle Programmierung, die ihn auf ein Leben hin lenkt, das er leben soll. *»Was wir sehen werden, ist, wie der Mensch sich ein handliches Stück Welt herausschneidet. … Der Mensch lernt, sich nicht zu exponieren, nicht aufzufallen, sich einzubetten in äußere Mächte sowohl konkreter Personen als auch kultureller Anforderungen. Die Folge ist, dass er am Ende glaubt, in einer vermeintlich unfehlbaren Umwelt zu existieren. Er braucht sich nicht zu fürchten, wenn seine Füße bereits tief im Schlamm stecken, sein zukünftiges Leben in einem fertigen Labyrinth vorgezeichnet ist.«* (1976, S. 49)

Zygmunt Bauman nennt diese Beschäftigung *»die Suche nach Bedeutung«*. *»Bedeutung läßt sich nur erfassen, indem die Beziehung zwischen der flüchtigen Erscheinung und der soliden, aber verborgenen Wirklichkeit aufgespürt wird. Bedeutung ist der harte, aber unsichtbare Kern, fest verpackt in das, was sich den Sinnen darbietet, was hörbar und sehbar ist: im Signifikanten.«* (1994, S. 274) In unserer heutigen Zeit hat sich das evolutionär und physisch tief verwurzelte Streben nach dem Heroischen verändert. Es scheint mir bedenklich, wie wenig sich die meisten bewusst sind, was sie eigentlich wollen und brauchen. Unser heroisches Bemühen um Unsterblichkeit drückt sich heute etwas anders aus: zum Beispiel in dem Anwachsen des Bankkontos, im größeren Auto, im Vorzeigen des jeweils begabteren Kindes usw. Das Leben gleicht einem Schauspiel, dem zwar ein mehr oder weniger klar umschriebenes Textbuch vorliegt, in dem sich die Menschen aber ihre Heldenrollen aussuchen, bzw. in dem die Gesellschaft sich die Menschen für ihre Heldenrollen aussucht. Jede Kultur hat ihr eigenes Heldensystem, dabei ist es irrelevant, ob es als magisch, primitiv, religiös, wissenschaftlich oder zivilisiert auftritt. Eigentlich bleibt ein solches Heldensystem ein mythisches System, in das die Menschen hineingeboren wurden. In diesem System gilt es, einem Experimentierfeld gleich, seinen Platz zu finden, und ihn mit allen Mitteln zu sichern. Mehr noch: ein Denkmal zu bauen, etwas zu schaffen, das von bleibendem Wert ist, letztlich in der Hoffnung, den Tod zu überwinden. Es ist ein Kampf um Gewichtungen und Werte, ein Kampf um Sinn. Das gemeinsame Verständnis des Todes, das wir einem Reigen neuzeitlicher Philosophen und Schriftsteller verdanken, das sich im kulturgeschichtlichen Leben unmissverständlich breit gemacht hat, behandelt den Tod nicht als Erfahrung, sondern entweder als eine erdachte Antizipation oder als einen beklagenswerten Verlust. In beiden Fällen ist der Tod eine einflussreiche Vorstellung, die wir uns selbst gegeben haben. Dennoch ist es möglich, in den Spiegel zu schauen, nach der Formel: »Zeig mir, wie Dein Leben ist, und ich sage Dir, wie Dein Tod sein wird«, bzw. »Ich schaue Deinen Tod an und sage Dir, wie Dein Leben war.« Anders ausgedrückt: In der Antizipation des Todes enthüllt sich uns, wer wir sind. Die Frage stellt sich jedem einzelnen Menschen: Was müssen wir eigentlich tun, um uns als Helden fühlen zu können? Und, sind wir uns dessen bewusst? Können die Menschen sich noch innerhalb eines von ihrer Kultur für sie entworfenen Handlungsschemas bzw. Heldensystems heroisch fühlen? Oder gibt es mangels solcher Entwürfe nicht eher den Aufstieg des Antihelden, bei dem jeder auf seine Weise ebenfalls heroisch sein kann?

4. Die Angst vor dem Tod

Die Todesangst ist von universeller Bedeutung. Sie beherrscht heute nicht minder als in früheren Jahrhunderten das Fühlen, Träumen und Handeln der Menschen. In der psychoanalytischen Literatur bleibt die Bedeutung der Todesangst jedoch nahezu unerwähnt. Zu Freuds Zeiten ist der zeitlich-gesellschaftliche Rahmen von unserem grundlegend verschieden. Mit dem nuklearen Zeitalter geht eine extreme Zunahme der allgemeinen Existenzangst und der Bedrohung des einzelnen Menschen einher. Bereits 1930 hat Freud eine Erhöhung des allgemeinen Grundangstniveaus beschrieben: *»Die Menschen haben es in der Beherrschung der Naturkräfte so weit gebracht, daß sie es mit deren Hilfe leicht haben, einander bis auf den letzten Mann auszurotten. Sie wissen das, daher ein gut Stück ihrer gegenwärtigen Unruhe, ihres Unglücks, ihrer Angststimmung.«* (Freud, 1930, S. 506) Die Todesangst wird von Freud nicht als eigenständige Kraft untersucht, sie wurde im wesentlichen der Kastrationsangst zugeordnet. Für ihn blieb die Urverdrängung die Sexualität.

Werner Fuchs beschreibt die Verknüpfung der Geschichte sozialer Todeserfahrung mit der Geschichte der Emanzipation der Einzelnen aus Stamm und Gen. Der historisch zunehmende Prozess der Individualisierung ist ablesbar am zunehmenden Wissen über den Tod. »... *je mehr sich ein individuelles Lebensgefühl des Menschen herausbildet«*, so Ludwig Landsberg, *»desto mehr wird er seiner notwendigen Sterblichkeit inne. Die Stärke dieser Sterblichkeitserfahrung bei einem Menschen ist der Stufe seiner Individualisiertheit proportional.«* (1960, S. 54) Gegenstand der Angst ist also das Wissen um den Tod. Dieses Bewusstsein seiner Sterblichkeit treibt den Menschen, nach Ernest Becker, in ein existenzielles Dilemma. Das Wissen um die Endlichkeit und der Schrecken vor dem Tod sind *»die Hauptmotive, die den Menschen antreiben. Diese quälende Situation erfüllt den Menschen mit grauenhaftem Entsetzen und großer Todesangst …«* (1985, S. 263) Todesangst ist quasi die Unterseite bzw. die Kehrseite des oben beschriebenen Heroismus. Es erfordert Mut, dem Tod ins Auge zu sehen, und in der Regel wehrt der Mensch, um handlungsfähig zu bleiben, die Todesangst ab. Becker nennt hierfür zwei Möglichkeiten: zum einen den Drang nach Heldentum und zum anderen die Übertragung. Bei beiden Möglichkeiten geht es um die Schaffung von eigener Bedeutung, von Unsterblichkeit, um damit der Todesangst entgegenzuwirken. Früher besaßen Gesellschaften allgemeinverbindliche Heroismen, zum Beispiel die Religion. Die Welt wird überschaubar, handhabbar, erscheint nicht mehr diffus bedrohlich, sondern die diffuse, existenzielle Angst wird abgemildert und ersetzt durch eine konkrete Furcht, die beeinflussbar und damit griffig wird.

Eine andere Art, die Todesangst grundlegend zu beeinflussen, stellt die Übertragung dar. Die Welt birgt das Böse und Bedrohliche, und mittels der Macht einer identifizierten und personifizierten Übertragungsfigur wird das Grauen, die Angst vor dieser Bedrohung beeinflussbar. Das Übertragungsobjekt liefert nicht nur Schutz, Bedeutung, Todesangstreduktion, sondern gleichzeitig eine Indentifizierung mit dem Helden. Der Held war derjenige, der ins Totenreich hinabstieg und lebendig zurückkehrte. Der Held ist derjenige, der Leben zurückbringt (vgl. auch:

Der Tod in der Gegenübertragung, in: Psychoanalyse der Liebe, 1997, S. 189). Übertragungsheroismen vermitteln dem Menschen genau das, was er braucht: ein gewisses Maß an umschriebener Individualität und eine abgesicherte Ebene der Geborgenheit und Kontrolle. Übertragung entlastet das Individuum. Psychologisch gesehen bedeutet Übertragung natürlich auch eine Verzerrung der Wirklichkeit. Aber Verzerrung ist hier auch zu sehen als Folge der Furcht vor Leben und Tod und als Folge des heroischen Versuches, das eigene Selbst zu erhöhen. So gesehen ist die Übertragung eine natürliche Funktion des Heroismus und eine lebensnotwendige Projektion, um das Leben und den Tod und letztlich sich selbst zu ertragen.

Für Erich Fromm ist die Übertragung ein Spiegel menschlicher Entfremdung: *»Um sein Gefühl der inneren Leere und Impotenz zu überwinden, wählt* (der Mensch) *ein Objekt, auf das er alle seine eigenen menschlichen Qualitäten projizieren kann; seine Liebe, seine Intelligenz, seinen Mut usw. Indem er sich diesem Objekt unterwirft, weiß er sich in Berührung mit seinen eigenen Eigenschaften; er fühlt sich stark, mutig, klug und sicher. Das Objekt zu verlieren bedeutet die Gefahr, sich selber zu verlieren. Dieser Mechanismus, die abgöttische Verehrung eines Objektes, der auf der Tatsache der Entfremdung des Individuums beruht, stellt die zentrale Dynamik der Übertragung dar, ist jenes Moment, das der Übertragung ihre Kraft und Stärke verleiht.«* (1967, S. 63) Das Wesen der Übertragung kann also als ein Zähmen, eine Abmilderung des Schreckens gesehen werden. Je angstvoller der Mensch, je schwächer sein Ich oder sein Selbstwertgefühl, desto stärker die Übertragung.

Wie groß ist der Happen Realität, den der Mensch sich abbeißen kann, ohne Gefahr zu laufen, sich zu verlieren? Todesbewusstsein ist mit Lebenskraft identisch. Bewusstsein ist notwendig, um ein klar umrissenes Selbst herauszubilden. Das Wissen um den Tod aktiviert den Menschen, sich symbolische Unsterblichkeit zu verschaffen, damit wird er in den Verlauf der Geschichte eingebunden, damit wird er getröstet. R. Lifton beschreibt dies in »Der Verlust des Todes« so: *»Der fundamentale Inhalt dieser Dialektik ist die Anstrengung des Menschen, sein Wissen um Tod, Verlust und Schrecken mit seiner Fähigkeit zu Gefühl, Liebe und zur Transzendenz so zu vereinbaren, daß er als Ganzes daraus hervorgeht.«* (Lifton, 1979, S. 51) Hier kann man das Streben nach Unsterblichkeit und die Symbolisierungen von Tod nicht kompensatorisch verstehen, sondern eher existenziell zur Freisetzung vorhandener Ressourcen, um der Todesangst zu begegnen. Das Verhältnis des Menschen zum Sterben und zum Tod ist es ja gerade, das im alltäglichen Leben das ›Sein zum Tode‹ konkretisiert. Ob an den Tod gedacht wird oder nicht, ob wir uns bewusst mit der unabänderlichen Tatsache des Todes und der eigenen Endlichkeit auseinandersetzen oder dieser Konfrontation ausweichen: Wir sind der Angst ausgeliefert, das ›Sein‹ zu verlieren.

Nach Heidegger ist der Tod in seiner ganzen Tragweite nur als der jemeinige zugänglich. Der einzig mögliche Zugang des Menschen zu seiner Endlichkeit erschließt sich im Vorlaufen zum unbestimmt gewissen Tod. Der Modus dieses Vorlaufens ist nach Heidegger die Angst (1979, § 40, S. 186). Das Sein zum Tode ist wesenhaft Angst. Wenn wir aus diesem Prozess als Ganzes hervorgehen wollen, muss es gelingen, den Gesamtzusammenhang allen Handelns, Denkens, Fühlens, Wissens, Wollens sinnhaft zu integrieren. Heidegger kommt in seiner Daseinsanalyse gleichfalls zu dem Ergebnis, dass *»erst mit dem Tode bzw. mit der sinnhaften Antizipation des je eigenen Endes das Ganzsein des Daseins«* (1979, §§ 46ff, 235 ff., S. 27) analytisch und lebenspraktisch erfasst werden kann. Es gilt, den Lebensprozess als Ganzes zu reflektieren, indem die alltäglichen Relevanzen transzendiert werden.

Fehlende allgemeinverbindliche Ideologien, Desymbolisierungen und die bedrohliche Vorstellung von Auslöschung lassen die eigene Bedeutung fragwürdig werden. Die große Sehnsucht nach verlässlichen Symbolisierungen und nach sinngebenden Konstrukten scheint heute ein allgemein menschliches, existenzielles Anliegen zur Überwindung der Todesfurcht zu sein. Heute wird hart daran gearbeitet, etwas zu sein und die eigene Bedeutungslosigkeit zu vertuschen. Es wird weitläufig versucht, die Angst vor dem Tod zu bändigen, zu verharmlosen, zu trösten und zu erklären, anstatt die Todesangst bzw. die Todesfurcht als Wegweiser zu nehmen und an der Frage ›Wovor‹ entlang zu fragen. Wissenschaft und Technik nehmen dem Menschen so viel ab, dass er sich selbst, oft rein passiv, bedienen lässt und dabei seine Fähigkeiten und Ressourcen verkümmern. Es ist durchaus keine Seltenheit, dass Menschen in ihrem Beruf keine Befriedigung mehr erfahren. Um die Zeit auszufüllen ist nach getaner Arbeit die ›Zerstreuung‹ an der Reihe – um nicht der Langeweile zu erliegen.

Ein großes Nichts, eine Leere, eine Trennung für immer sind kaum zu ertragende Bedrohungen des Lebens, aber jeder Mensch kann das Wissen darüber, was ihm adäquat und gemäß ist, wo seine Erfüllung liegt, aus sich selbst schöpfen. Damit erhebt sich die Frage, ob nicht ein Großteil der Angst auf einem tiefen, nicht reflektierten Wissen darum beruht, dass der Mensch seine Erfüllung verfehlt. Diese Angst kann gleichzeitig auch Todesangst sein, denn es droht ja ein abgebrochenes, unvollendetes Sterben, das nicht ein ›Ganzes‹ zurücklässt, sondern nur brüchige Fragmente. Der Tod findet keine Gestalt, damit wird auch das Leben nicht rund. Indem das Dasein die Selbstverwirklichung verfehlt, wird es in existenziellem Sinne schuldig. Was Elisabeth Kübler-Ross unter dem Begriff »Reif werden zum Tode« (1983) meint, geht dahin, sein Leben in verantwortungsvoller Reife zu übernehmen. Auch Rilke verbindet den Tod mit seiner Reife: »... *ihr eigener (Tod) hängt grün und ohne Süße, wie eine Frucht in ihnen, die nicht reift«* (Stundenbuch, 1972, S. 94).

Zwei Phänomene sind für den modernen Menschen in seinem Verhältnis zum Tode besonders relevant und charakteristisch: einmal der Versuch der Todesvermeidung um jeden Preis, zum anderen der Kampf um Lebenserhaltung. Hierzu gehören moderne Hygiene, Technik, Präventiv- und Rehabilitationsmedizin, Unfallprävention, lebensverlängernde Maßnahmen, der Kampf gegen ungesunde Lebensweisen wie zum Beispiel gegen Alkohol, Nikotin, Rauschgift, gegen Workaholic-Erscheinungen, gegen Langeweile und Depressionen. Im Kampf um Lebenserhaltung bekommt eine Krankheit den Stellenwert eines reparaturbedürftigen Defekts, der Tod findet in einer so verstandenen Medizin keinen Platz mehr. Der Tod wird dem Arzt als Versagen verbucht und ist im Grunde für sein Berufsethos eine Beleidigung. Heute hat der Arzt, in diesem von Wissenschaft und Technik kontrollierten Weltbild, eine ganz klar umgrenzte Aufgabe: den Menschen gesund und am Leben zu erhalten.

Nach Gion Condrau gibt es noch eine weitere wichtige Quelle der Todesangst: Sie *»entspringt der Entborgenheit des modernen Menschen«*, d.h. der Mensch braucht in seinem Leben das Gefühl der Geborgenheit, die Ungeborgenheit versetzt ihn in Angst. *»Diese Geborgenheit liegt nicht nur in einer vertrauten äußeren Umgebung, sondern sie ist auch gegeben durch das Wissen um eine Ordnung, in der er steht, durch die Ausrichtung seines Lebens nach höheren, nicht von ihm selbst bestimmten Zwecken und Gesichtspunkten, sagen wir schlicht: durch den Glauben.«* (Condrau, 1976, S. 211) Ein echter Glaube, Vertrauen und Zuversicht in eine höhere Ordnung schließen also Angst, auch die Todesangst aus. Denn: *»Angst und Glaube schließen sich aus.«* (ebd.)

Trotzdem ist Angst bzw. Todesangst nicht einfach ein

krankhaftes Phänomen, das möglichst umgehend aus dem normalen Leben zu entfernen ist. Der moderne Mensch wendet sich an den Psychiater oder Psychotherapeuten oder greift gar zu einer psychopharmakologischen Krücke, um den vermeintlichen Defekt zu beheben. Darum geht es nicht. Angst und Todesangst haben ubiquitären Charakter und gehören damit unmittelbar und obligat zur menschlichen Existenz. Es geht darum, die von der Existenz her aufgetragene Angst um das Dasein zu tragen und zu ertragen. Jeder Mensch findet hierbei sein ganz eigenes Verhältnis zum Sterben, das natürlich überformt bzw. abhängig ist von Wissen und Glauben, von gesellschaftlichen, weltanschaulichen, religiösen und familiären Einflüssen, vom Erlebnis beim Tod eines anderen Menschen und von der eigenen Lebensentwicklung.

Sind denn die Phänomene der Todesangst und der Todessehnsucht zwei essenziell gegensätzliche Erfahrungen, oder bietet das Schicksal jedes Menschen, nämlich sterben zu müssen, eine Alternative des Sich-Verhaltens? Ich halte es für durchaus möglich, dass in uns gleichzeitig zwei gegensätzliche Überzeugungen existieren, dass beide Phänomene untrennbar miteinander verbunden sind. Wir wissen um unser Sein, wir fühlen uns lebendig, was Martin Heidegger als primäres Seinsverständnis bezeichnet – und wir wissen auch, dass wir sterben müssen. Beide Vorstellungen, so scheint es, führen in uns eine wie auch immer geartete Koexistenz.

5. Die Verdrängung des Todes

a) Die psychoanalytische Perspektive

Die These von der Todesverdrängung in der heutigen Gesellschaft ist in aller Munde, journalistische und populärwissenschaftliche Diskussionen und Schriften handeln verstärkt mit dieser Metapher. Schon Schopenhauer hat diesen Begriff Mitte des 19. Jahrhunderts als psychischen Mechanismus expliziert, der Triebregungen, Gedanken usw. aus dem Bewusstsein beseitigen soll, die die Funktionsfähigkeit der Person beeinträchtigen können. Auch Max Scheler wird als Urheber der Verdrängungsthese genannt. Es ist wohl so, dass sich heute so etwas wie ein alltagsweltliches Verständnis psychoanalytischer Kategorien etabliert hat. Der Begriff der ›Verdrängung‹, dem psychoanalytischen Denken entlehnt, besitzt besonderen Stellenwert. Sigmund Freud veränderte im Laufe seiner Forschungen den Verdrängungsbegriff, wohl auch entlang seines biographischen Entwicklungsprozesses. Seine Tochter Anna fasste in ihrem Buch *»Das Ich und die Abwehrmechanismen«* den von Freud inkonsistent gebrauchten Verdrängungsbegriff zusammen. Der Vorgang der Verdrängung fällt bei ihr unter die Kategorie *»Abwehrmechanismen«*: Verdrängung wird zu einem *»Spezialfall der Abwehr heruntergesetzt«* und steht für das *»Sträuben des Ichs gegen peinliche oder unerträgliche Vorstellungen und Affekte«*. (1977, S. 35)

Die Person hat zehn verschiedene Methoden zu ihrer Verfügung: Neben den neun in der Analysepraxis und -theorie gut beschriebenen Abwehrmethoden, nämlich Verdrängung, Regression, Reaktionsbildung, Isolierung, Ungeschehenmachen, Projektion, Introjektion, Wendung gegen die eigene Person, Verkehrung ins Gegenteil, nennt Anna Freud noch eine zehnte, die Sublimierung oder die Verschiebung des Triebziels. Die Verdrängung nimmt hierbei, soweit es sich um ihre Wirksamkeit handelt, eine Sonderstellung ein: *»Sie leistet der Quantität nach mehr als die anderen Techniken, d.h. sie kann starke Triebregungen noch bewältigen, gegen die andere Abwehrversuche machtlos bleiben.«* (ebd. S. 40) Dies bedeutet, dass Regungen der menschlichen Psyche, die ein Gleichgewicht am stärksten erschüttern, durch Verdrängung am effektivsten abgewehrt werden können. Anna Freud nennt Verdrängung *»eine ständige Institution«*, die viel Energie zu ihrer Aufrechterhaltung verlangt, dabei aber nicht, wie die anderen Abwehrmechanismen, ständig neu geladen werden muss. Daraus folgt aber auch, dass die Verdrängung nicht nur am effektivsten arbeitet, sondern auch gefährlich und folgenreich sein kann: *»Die Abspaltung vom Ich, die sich durch den Bewußtseinsentzug für ganze Gebiete des Affekt- und Trieblebens herstellt, kann ein für allemal die Intaktheit der Persönlichkeit zerstören. Die Verdrängung wird dadurch zur Basis für die Kompromiß- und Neurosenbildung.«* (ebd. S. 40)

Eine Schwierigkeit im Verständnis von Freuds Überlegungen besteht darin, dass er den Begriff *»Verdrängung«* sowohl für einen ganz spezifischen Abwehrmechanismus, wie er zum Beispiel für die Hysterie typisch ist, benützt, als auch als ein Synonym für Abwehr im Allgemeinen. Er kommt zu dem Schluss, *»dass die Verdrängung kein ursprünglich vorhandener Abwehrmechanismus ist, daß sie nicht eher entstehen kann, als bis sich eine scharfe Sonderung von bewußter und unbewußter Seelentätigkeit hergestellt hat, und daß ihr Wesen nur in der Abweisung und Fernhaltung vom Bewußtsein besteht«* (S. Freud, 1994, S. 106). Freud geht der Frage nach, wie das Bewußte vor Triebinhalten geschützt werden kann, die dort Angst und Unruhe erzeugen würden. Den Ausgangspunkt einer Verdrängung sieht Freud in der Angst. Die Angst hat Signalcharakter, sie veranlasst die bewusste Instanz (später Ich genannt), bei äußerer und innerer Gefahr, d.h. bei Bedrohung der Funktionsfähigkeit des

Ichs, zu verdrängen. Allerdings verschwindet die aus dem Bewusstsein entfernte Gefahr nicht ersatzlos, sondern wirkt als Kraft im Unbewussten weiter. Für Freud hängen Verdrängung und Unbewusstes in starkem Maße zusammen.

Der Umstand, dass verdrängte Triebrepräsentationen im Unbewussten aktiv bleiben und auf dem Weg der Verdichtung und Verschiebung Ableger bilden, spricht dafür, dass das Verdrängte wieder in Erscheinung tritt, und dass sich die menschliche Psyche immer wieder mit diesen Ablegern auseinandersetzen und neue Abwehrmaßnahmen ergreifen muss. »*Wir dürfen uns vorstellen, daß das Verdrängte einen kontinuierlichen Druck in der Richtung zum Bewußten hin ausübt, dem durch unausgesetzten Gegendruck das Gleichgewicht gehalten werden muß. Die Erhaltung einer Verdrängung setzt also eine beständige Kraftausgabe voraus.*« (ebd. S. 110)

Freud unterscheidet verschiedene Phasen des Verdrängungsprozesses: Die erste Phase der Verdrängung nennt er die »*Urverdrängung*«, die darin besteht, dass der psychischen Repräsentanz des Triebes die Übernahme ins Bewusstsein versagt bleibt. Als zweite Phase der Verdrängung nennt er die ›eigentliche Verdrängung‹, das sind die Ableger der verdrängten Repräsentanz, die in assoziativer Beziehung zum Urverdrängten stehen und deshalb mit demselben Schicksal zu rechnen haben. Die »*eigentliche Verdrängung ist also ein Nachdrängen.*« (ebd. S. 107) Gerät jetzt die psychische Balance in Gefahr, sei es durch äußere Anlässe oder durch ein Nachlassen der Kraft zur Aufrechterhaltung der Verdrängung, wird der Konflikt aktuell. Freud hat auf die Beziehung zwischen Verdrängung und Symptombildung hingewiesen. Die Verdrängung hat von allen Abwehrmechanismen die engste Beziehung zur Neurosenentstehung, Freud sieht sie im Zusammenhang mit der Entstehung von Angsthysterien, Phobien und Zwangsneurosen. Es erfordert einen ständigen Energieaufwand, um eine bereits bestehende Verdrängung permanent aufrechtzuerhalten. Sie muss *»vom Trieb her mit einem bestimmten Betrag von psychischer Energie (Libido, Interesse) besetzt«* sein (ebd. S. 111). Verdrängung gewährleistet somit ein ständiges und erhöhtes Fließen von Energie. Das hohe Maß an psychischer Energie potenziert die Kraft des Unbewussten und kann damit das durch die Verdrängung entstandene Gleichgewicht zerstören. »(Wir) *vergessen darüber zu leicht, daß die Verdrängung die Triebrepräsentanz nicht daran hindert, im Unbewußtsein fortzubestehen, sich weiter zu organisieren, Abkömmlinge zu bilden und Verbindungen anzuknüpfen. Die Verdrängung stört wirklich nur die Beziehung zu einem psychischen System, dem des Bewußten.«* (ebd. S. 107)

In Bezug zum Thema Tod: Freud hat erklärt, das Unbewusste kenne weder Zeit noch Tod. In den tiefsten Winkeln seiner physiochemischen, innerorganischen Schlupfwinkel hält sich der Mensch für unsterblich. Wenn aber im Unbewussten nichts vorhanden ist, was Tod, Sterben und Lebensvernichtung vorsieht, ist auch eine Verdrängung des Todes nach oben beschriebenem Muster nicht möglich. Das einzige in den Tiefen des Unbewussten liegende Symbol für den Tod, das Angst vor Verlust und Trennung symbolisiert, wird von Freud in der Kastrationsangst beschrieben. *»Ich halte darum an der Vermutung fest, dass die Todesangst als Analogon der Kastrationsangst aufzufassen ist, und daß die Situation, auf welche das Ich reagiert, das Verlassensein vom schützenden Über-Ich – den Schicksalsmächten – ist, womit die Sicherung gegen alle Gefahren ein Ende hat.«* (1948, S. 160) Der Kastrationskomplex verkörpert das Verstoßenwerden aus dem Paradies, die Entthronung des Kindes, erzählt von Trennung und Verlust. Diese Erfahrung, diese Gefahr muss aus den bewussten Schichten der Psyche beseitigt werden, um die Angst erträglich zu machen. Es findet sich bei Freud kein expliziter Hinweis darauf, dass die

Verdrängung eine anthropologische oder gar universale Verhaltensweise, auf Tod und Sterben zu reagieren, darstellt. Er führt jede Abwehrhaltung des Ichs auf die individuellen Besonderheiten und Dispositionen einer Person zurück. So gesehen kann eine Verdrängung des Todes nur ›eine‹ Verhaltensmöglichkeit sein, nicht aber eine zwangsläufige, kollektive und einzig mögliche Reaktion.

Dass der Mensch durchaus in der Lage ist, seinem Tod gegenüber Stellung zu beziehen und sich zu ihm in welcher Art auch immer zu verhalten, beweist schon der Umstand, dass wir über ihn sprechen und um einen übergeordneten Sinn ringen. Alles, was den Tod nicht unmittelbar und direkt konfrontiert, wird in unserem modernen Sprachgebrauch als Verleugnung, Abdrängung oder Beseitigung des Todesbewusstseins disqualifiziert. Geschieht diese Abqualifizierung nicht bereits aus Angst? Eine Verdrängung des Todes wird als notwendig erachtet, da ansonsten an ein unbeschwertes Alltagsleben nicht zu denken ist. Es kann nicht zweckmäßig oder den vitalen Lebensäußerungen als zuträglich bzw. sinnvoll erachtet werden, sich ständig sein Lebensende vor Augen zu halten und sich das Grauen permanent zu vergegenwärtigen. Aber es gibt verschiedene Arten, sich mit dem Tod auseinander zu setzen, Verdrängung beschreibt hierbei nur eine der Möglichkeiten. Der Anwendungsmodus des Begriffs *»Verdrängung«* wird dadurch im Sinne einer psychoanalytischen Kategorie unscharf und schwammig.

b) Die gesellschaftliche Verdrängung des Todes

Der Tod scheint aus der kulturellen und gesellschaftlichen Wertestruktur ausgebürgert zu sein, besitzt aber dennoch für jeden Menschen unbewusste, kollektive, ja anthropologische Wirklichkeit, eine Wirklichkeit, die quasi (wie dies auch der Verdrängungsbegriff impliziert) im Verborgenen wirkt. Wie wirkt der Tod in unserer Kollektivseele? Schon

Freud hat einen Zusammenhang zwischen sozialen Strukturen und psychischen Dispositionen hergestellt. Es gibt soziale und kulturelle Konstellationen, die eine Stellungnahme zum Tod begünstigen oder verhindern können. So stellen Alexander und Margarete Mitscherlich fest: »*Je schärfer der Zwang zur Anpassung an soziale Normen und Werturteile, desto mehr wird das Ich des Individuums mit Kontrollfunktionen über die Triebwünsche belastet, die ihm in sich selbst begegnen, desto eher wird es geneigt sein, von Realitätsverleugnung, von Verdrängung und Projektion (als den für die kollektive Anpassung effektvollsten Abwehrmechanismen) Gebrauch zu machen.*« (1977, S. 146)

Der Tod ist immer nur denkbar im Rahmen bestimmter kultureller und gesellschaftlicher Konventionen, es besteht ein direkter Zusammenhang zwischen den Todesbildern und der jeweiligen gesellschaftlichen Sinnkonstruktion. Gerade die Realität des Todes sucht nach diesem Zusammenhang, einem Wirkzusammenhang gesellschaftlicher und subjektiver Strukturen. Christian von Ferber schreibt dem Tod die Funktion zu, das Verhältnis von Individuum und Gesellschaft zu bestimmen. Er schreibt dem Tod befreiende Macht zu. Allein die Erinnerung an den Tod vermag es, die Ohnmacht der Individuen und die heute bestehende Verdrängung und Privatisierung der Todeserfahrung aufzuheben. In dieser Erinnerung an den Tod sieht er eine revolutionäre Kraft: »*Der Tod ist eine der naturgegebenen Bedingungen, die tief in die menschliche Existenz eingreifend ihre höchstpersönlichen Charaktere wie ihre gesellschaftliche Verfassung gleichzeitig zu ausgeprägter Erscheinung bringen. Das Verhältnis des einzelnen zum Tode ist sein unaussprechliches Geheimnis und zugleich ein gesellschaftlich vermitteltes Verhalten … Der Tod zieht eine äußerste Grenze zwischen der Subjektivität des Ichs und dem anderen, der Gesellschaft. Er bildet einen Fluchtpunkt der Privatheit, der Innerlichkeit; zugleich aber lenkt er gesellschaftliche Kräfte auf sich: Die*

Bewahrung des Lebens vor frühzeitigem Sterben, das sittliche Verhältnis zum Tode stellen sich nur in gemeinsamer, gesellschaftlicher Anstrengung her.« (1963, S. 358) Der Tod wirkt mit seiner polarisierenden Kraft als Garant von Freiheit: Zum einen relativiert er die Ansprüche der Gesellschaft und verhilft zu der Erfahrung der Ganzheit des individuellen Lebens, und er vermag zum anderen die Distanz zwischen sozialen Rollen und Rollenträgern zu bestimmen.

V. Ferber schreibt es dem *»Zeitgeist«* (ebd. S. 345) zu, dass Tod und Sterben aus der gesellschaftlichen Öffentlichkeit verdrängt werden. Zeitgeist ist übersetzbar in eine bestimmte Wirklichkeitskonstruktion, in eine bestimmte Seinsauslegung. Die allgemeine Struktur dieser gesellschaftlich zugänglichen Realität konstituiert die Alltagswelt. Der Zeitgeist unterlegt gleichzeitig die Realität mit Sinn, versorgt mit Interpretationen und Deutungen der Welt. Diese Sinnstrukturen sind essenziell und existenziell wichtig, denn sie schneiden aus einer unüberschaubaren Weltkomplexität einen Teilausschnitt an Handlungsmöglichkeiten heraus und machen damit sinnhafte Verständigung und Verstehen möglich. Daraus entwickeln P. Berger und Th. Luckmann die Grundposition und -intention ihres Ansatzes: Wirklichkeit ist gesellschaftlich, intersubjektiv konstruiert, der Mensch ist bei seiner Geburt immer schon in eine wirkliche Welt, in eine fraglos erlebte Alltagswelt, eingebunden.

Die Frage lautet: Welche Sinnstrukturen hält der moderne Zeitgeist für unser Leben bereit? Mit der These der Verdrängung des Todes liefert man nicht nur eine Diagnose der modernen Welt, sondern macht zugleich auch das Fehlen einer symbolischen Sinngebung des Todes plausibel. Werner Fuchs weist die These von der Todesverdrängung weit von sich, er wähnt sie *»durchsetzt mit ideologischen Momenten und Handlungsanweisungen«* und nennt sie *»zugleich Klage über den vorgefundenen Zustand der Orientierun-*

gen über den Tod und ein Versuch, diese Orientierungen zu ändern, die Individuen wieder zur vollen Anerkennung ihrer Sterblichkeit zu bringen. In Klage und Handlungsanweisung wird der Tod als ewige Konstante abgesetzt von der Verfassung der modernen Gesellschaft, als ewiger Wert verherrlicht ...« (1979, S. 7)

Die Verdrängungsthese wird neuerdings immer häufiger und heftiger bestritten. Es wird behauptet, der Tod werde nicht einfach aus dem Bewusstsein ins Unbewusstsein verschoben, sprich verdrängt, sondern es bilde sich ein neues Verständnis des Todes, das dem rationalen, wissenschaftlichen Verständnis von Gesellschaft eher angemessen sei. Es ist jenes, das weiter oben als *»natürlicher Tod«* ausgeführt wurde. Von Ferber sucht die These der technischen Rationalität durch einen historischen Abriss zu stützen: Erst die Minderachtung des Todes mache die Durchsetzung bürgerlicher Lebensprinzipien möglich, erleichtere das Wagnis sozialer Innovationen. Heute habe die Verdrängung des Todes nicht mehr die Funktion der Erleichterung gesellschaftlichen Wandels, sondern ganz im Gegenteil die der Erleichterung der Aufrechterhaltung bestehender Herrschaftsstrukturen.

»Im Zeitalter bürgerlichen oder proletarischen Fortschrittsdenkens eine Waffe zur Durchsetzung gesellschaftlicher Innovation, ein Instrument, um die diesseitige Schöpfermacht des Menschen nachdrücklich zu demonstrieren, wandelt sich die öffentliche Verleugnung des Todes in der entfalteten Industriegesellschaft zu einem Mittel der Entlastung ab, erleichtert sie die Befolgung sozialer Verhaltensvorschriften. Die Privatisierung des Todes ordnet sich den Anstrengungen ein, die Funktionsfähigkeit gesellschaftlicher Kooperation zu erhöhen, unvorhersehbare Entscheidungen auszuschalten, insoweit sie den reibungslosen Ablauf gesellschaftlichen Funktionierens in Frage stellen. Der Zug zur Entproblematisierung um der Effektivität des sozialen Reagierens willen gipfelt in der Ausschaltung der

Todes- und Endlichkeitserfahrung des Handelns …« (v. Ferber, 1963, S. 68)

Der hinter dem Begriff der industriellen Gesellschaft versteckte Herrschaftsbegriff reflektiert wichtige soziale Wandlungen des letzten Jahrhunderts: das Übergreifen ehemals bürgerlicher Verhaltensnormen auf alle Schichten, die Konsum- und Kulturteilhabe aller Schichten und die Durchsetzung der am Leistungs- und Arbeitsprozeß orientierten Normen. M. Horkheimer und Th. Adorno konstatieren: *»Technische Rationalität heute ist die Rationalität der Herrschaft selbst.«* (1969, S. 109) Die grundlegende Art des Erlebens wird durch Funktionalisierung bestimmt, sie folgt der Arbeit und dem Erwerben. Die Folge davon ist, nach Max Scheler, *»eine Gesellschaft rechnender Interessen«*. (1957, S. 34) Wirklichkeit konstituiert sich aus dem, was berechenbar ist. Weil man aber mit Qualitäten, subjektiven Werten und Moral nicht rechnen kann, werden diese Begriffe als unwirklich, willkürlich und subjektiv abgetan. Wie Adorno formuliert: *»Die Menschen bezahlen die Vermehrung ihrer Macht mit der Entfremdung von dem, worüber sie die Macht ausüben.«* (1969, S. 12) Hiermit ist gemeint, dass sich die Rationalität zu den Gegenständen so verhält, wie Herrschaft zu den Menschen. Die vitalen Werte werden dem Nutzen untergeordnet. Alle Seinsqualitäten fallen einem grenzenlosen Arbeits- und Erwerbstrieb zum Opfer. Hier ist kein Platz für Todesangst. Verdrängung besteht gerade darin, dass die Angst vor dem Tode in ein rationales Feld der Bewältigung verwandelt wird und alles, was sich dieser Vorstellung nicht fügt, als unwirklich beiseite geschoben wird. Dieser Strudel der Geschäftigkeit immunisiert gegen den Todesgedanken, die gesellschaftlichen Erfordernisse halten die Illusion eines endlosen Fortganges des Lebens aufrecht. Die Sinngebung ist nicht auf den ersten Blick sichtbar. G. Scherer ist der Meinung, dass *»die Fortschrittsidee … als Surrogat an die*

Stelle des Glaubens an ewiges Leben tritt. Dabei geht es um einen Fortschritt ›ohne Ziel‹, einen Fortschritt, in dem das Fortschreiten selbst der Sinn des Fortschritts wird.« (G. Scherer, a.a.O. S. 26)

In der ›Negativen Dialektik‹ spricht Adorno von der Verwaltung des Todes. Durch diese Verwaltung des Todes gäbe es *»keine Möglichkeit mehr, daß er in das erfahrene Leben der einzelnen als ein irgend mit dessen Verlauf Übereinstimmendes eintrete. Enteignet wird das Individuum des Letzten und Ärmsten, was ihm geblieben war.«* (Th. W. Adorno, 1969, S. 312) Individualität wird nivelliert, der eigene Tod illusorisch. Nach Adorno unterwirft Herrschaft das, was sie erhalten will. Sie zielt darauf, die Dinge gleich zu machen und Individualität untergehen zu lassen. Adorno geht noch weiter. Die Menschen werden buchstäblich in Dinge verwandelt und in dieser Verdinglichung begegnen sie dem permanenten Tod. Hier entspringt *»die Dauerpanik angesichts des Todes«* und die für die Moderne typische Art der Todesverdrängung (a.a.O., S. 352/359).

Die Kritische Todes-Theorie heute klammert die Sinnfrage bezüglich des Todes weitgehend aus und proklamiert die reine Biologie. Doch gerade der Tod verweist, individuell und gesellschaftlich, auf die Notwendigkeit eines übergeordneten Lebenssinns, der nicht durch biologische Daten oder durch wissenschaftlich-technischen Rationalismus ersetzt werden kann. Wenn lebensverlängernde Maßnahmen und beliebig veränderbare, strategisch-rationale Wissensformen vordergründig werden, rückt die eigentliche Auseinandersetzung mit dem Tod in die Ferne und verfehlt dabei das zentrale Thema: den Tod als sinnvoll erlebten Lebensprozess zu integrieren. Selbst wenn mit noch so großer Anstrengung daran gearbeitet wird, den Tod mit technischen Mitteln in den Griff zu bekommen, führt kein Weg daran vorbei: Jeder muss seinen eigenen Tod sterben. Unsere moderne Gesellschaft gibt dem

Menschen keinerlei das Leben transzendierenden, symbolischen Sinn mit auf den Weg. Der moderne Tod wird als natürlicher, demokratischer Tod feilgeboten, bei genauerem Hinsehen aber entpuppt er sich als technisch produzierter und bürokratisch verwalteter Tod. Nimmt das Konzept des ›natürlichen Todes‹, als modernstes Todesbild, nicht genau jene Werte auf, die die Verdrängung des Todes erforderlich machen? Fordert nicht gerade das Natürlichste am Menschen intersubjektiv verstehbare Sinnstrukturen?

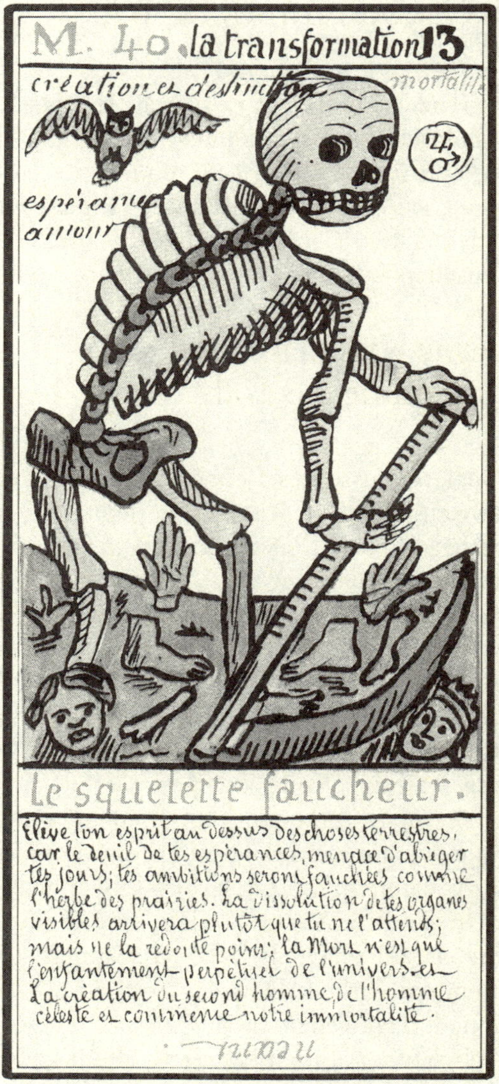

Das Sensenskelett
aus: Le grand tarot Belline France cartes, Saint-Max

VI. Das Leben mit dem Tod

»Das Weltall war ein Ganzes und hatte eine Mitte,
Es gibt kein Ganzes, keine Mitte mehr.
Gleichwohl spricht man weiter vom Weltall.«

Paul Valéry

1. Moderne Krisenagenten und der moderne Tod

Die Kardinalereignisse des Lebens – Geburt und Tod – sind heute weitgehend in Kliniken verlegt. In westlichen Gesellschaften vollziehen sich mehr als die Hälfte aller Todesfälle im Krankenhaus, in den USA (machen) *»75% der Bevölkerung ihren letzten Atemzug in einem Pflegeheim oder Krankenhaus. Die meisten sterben in Einrichtungen, in denen der Tod als Feind betrachtet wird.«* (S. Levine, 1991, S. 17) Das moderne Krankenhaus als eine hochspezialisierte, technisierte Organisation hat sich immer mehr an seine für das Sterben wichtige Rolle angepasst. Vielleicht ist das auch andersherum: Sterbende Menschen werden zur Anpassung an einen auf den Heilerfolg programmierten Klinikbetrieb gezwungen. Das moderne Krankenhaus ist zwar zu einem Ort des Sterbens geworden, ist aber im eigentlichen Sinne darauf angelegt, lebensverlängernd und lebenserhaltend zu wirken. Da jedes Sterben ein Versagen und eine Niederlage bedeutet, ist der Arzt gewissermaßen in einer schwierigen Situation. Sich öffentlich vor Angehörigen zu einer Niederlage zu bekennen, kann emotional stark behindern und belasten. Zudem fehlt es an Zeit, sich wirklich mit dem Sterben und mit den Hinterbliebenen zu befassen. Da die überwiegende Mehrzahl der Todesfälle im Krankenhaus geschieht, fällt es aber nun einmal dem Arzt oder einer Krankenschwester zu, den Angehörigen die Nachricht des Todes mitzuteilen. Die Ankündigung des Todes im Krankenhaus ist stark strukturiert. Das Benehmen des Überbringers der traurigen Nachricht verrät bereits, welche Art der Nachricht er bringt. Bei schlechter Nachricht schreitet er in gemessenen Schritten und spricht mit leiser Stimme. Dies geschieht in Einzelzimmern oder in einem abgetrennten Teil des Flures. Die Nachricht enthält zugleich eine medizinische Erklärung, warum der Tod eintreten musste. Dann tritt Schweigen ein, während sich unterschiedliche Reaktionen bei den Hinterbliebenen zeigen, die von lauter Klage bis zu beherrschter Annahme reichen.

Sieht man das moderne Sterben als Niederlage der technisierten Medizin, kann man häufig feststellen, dass der mit dieser Vorstellung identifizierte und verantwortlich zeichnende Arzt sich ›schuldig‹ fühlt und sich auch entsprechend verhält. Die modernen Ärzte wurden in ihrer Ausbildung und Berufsausübung bislang weniger mit ethischen und existenziellen Fragen und der bio-psycho-sozialen Vielfalt an Patientenproblemen konfrontiert, als in einer Medizin ohne Sterblichkeit unterrichtet. Die Forderungen an die Medizin sind unerfüllbar. Die Medizin kann nichts daran ändern, dass Menschen immer hinfälliger werden und letztlich sterben, bzw. dass die vermeintlich lebensverlängernde Medizin nicht noch mehr Leben schenkt. Lebensverlängernde Maßnahmen sind das Ergebnis einer so verstandenen Medizin, nicht aber ihre Schuld.

Ebensowenig ist die heutige Medizin verantwortlich für den Trend zum wissenschaftlichen Fortschritt, dem die westlichen Industriezivilisationen allesamt verschrieben sind, lädt sich aber damit in allen Lebensbereichen enorme Probleme auf. Zum Beispiel werden die Grenzen zwischen

Leben und Tod, zwischen unheilbar Sterbenden und noch rettbaren Patienten immer fragwürdiger. Wer gestern als austherapiert und verloren galt, kann heute mit derselben Bestimmtheit gerettet werden. Dabei kann jeder Bereich und jeder lebensbedrohliche Zustand jederzeit vom wissenschaftlichen, medizinischen Fortschritt entdeckt, erforscht und erobert werden. Dies allein erklärt bereits die Unsicherheit tausender medizinischer Entscheidungen.

Schaut man sich die durch die Naturwissenschaften und ebenfalls durch die Psychoanalyse verloren gegangenen religiösen Vorstellungen des Todes und der Ethik nüchtern an, so kann man feststellen, dass dieser Verlust des Traditionellen nicht in den unmittelbaren Verantwortungsbereich der Medizin fällt, sondern eher verstanden werden muss als ein ›Leerbleiben‹ entstandener Lücken. Ethische und religiöse Traditionen sind mehr in ein freies Spiel der ökonomischen Mächte übergegangen oder sind in unethische Traditionslosigkeit verfallen. Dennoch aber muss sich eine moderne Medizin fragen lassen, ob und wie sie sich ihren eigenen ethischen Fragen und Problemen gestellt hat, wie ihre Standortbestimmung ausfällt, wie sie Tod definiert.

Der Tod, im modernen medizinischen Sprachgebrauch, erfährt biotechnische Zuwendung. Hierbei wird der Tod selber wie eine weitere Krankheit, eine medizinische Komplikation des Lebens behandelt. Es geht dabei nicht um Sterben, es geht um Leben, um verlängertes Leben. Deshalb scheitert die Medizin immer nur an biologischen Hindernissen und nicht an ethischen Grenzen. Das hochspezialisierte Wissen der Ärzte stellt eine ungeheure Macht dar über das Wie und das Wann des Todes. Die Berufsaufgabe des Arztes ist darauf ausgerichtet, Schmerz zu lindern, den Tod zu verhüten und das gesellschaftlich anerkannte Recht auf Gesundheit zu verwirklichen. Entsprechend tritt von Seiten der Patienten und ihrer Angehörigen die realistische Hoffnung auf seine Fähigkeit zu heilen in den Vordergrund, aber auch die auf ihn projizierten magischen Erwartungen an seine Allmacht und Unfehlbarkeit. Wenn das Berufsverständnis eines Arztes in dieser ihm angetragenen Rolle verfangen bleibt, wird auch der Patient zum Objekt eines verzweifelten Kampfes seiner Therapeuten gegen einen als besiegbar imaginierten Tod. Ist dies der Weg zu einer menschlichen Medizin im Angesicht des Todes? Müsste nicht eine menschliche Medizin im Angesicht des Todes ein bedingungsloses Ja zum Sterben leisten, um so die Voraussetzungen dafür zu schaffen, dass der Patient zum Subjekt seines unvermeidlichen Sterbens werden kann?

Unsere Krankenhäuser sind so gesehen zu einem Schauplatz geworden im Kampf gegen den Tod. Wenn der Tod schließlich als Sieger in das Sterbezimmer einzieht, räumen die diensteifrigen Verlierer gekränkt und ratlos das Feld. Ein sterbender Patient ist medizinisch uninteressant und verdirbt die Krankenhausstatistiken. Das wird tunlichst vermieden, indem Terminalpatienten wo immer möglich zum Sterben nach Hause geschickt werden. J.C. Hampe beschreibt den Terminalpatienten *»wie einen, der unschuldig vor der Hinrichtung steht. ...«Dann, zum Ende zu, wenn ›es‹ unmittelbar bevorsteht, wird der Kranke gemieden. Früher galten die Toten als unrein. Sind es heute die Sterbenden? Dieser da, der Sterbende, Objekt medizinischen Scheiterns, gehört schon auf die andere, die scheubare Seite. Seine Umgebung wird sterilisiert, desinfiziert, neutralisiert, der Kühlraum ist vorbereitet. Immer stärker breitet sich, von niemandem ausgesprochen, von niemandem auch nur im Herzen eingestanden, der Wunsch aus, ihm fernzubleiben. ... Sie zeigten damit nur, welche Macht die über das Sterben und den Sterbenden verhängte Scheu sogar über Menschen ausübt, die sich zum Pflegen verpflichtet haben«* (J. C. Hampe, 1990, S. 37–38). Es gibt keinen ausgearbeiteten Modus oder Ethos für den Umgang mit unheilbar Kranken und Sterbenden. Nur soviel ist sicher: Der Tod darf kein Freund sein in dieser siegbewussten Vorstellung von Medizin.

2. Die Institutionalisierung des Sterbens

Der Tod wurde aus den eigenen privaten Wänden in Räume der öffentlichen Einrichtung Krankenhaus ausgelagert. Trotz des wachsenden Anteils der im Krankenhaus Gestorbenen ist eine spezifische Hilfeleistung für Sterbende in der offiziellen Zielsetzung dieser Institution nicht vorgesehen. Diesen Umstand hat von Ferber in die einprägsame Formel gefasst: *»Das Sterben widerspricht dem Anstaltsziel, Leben zu bewahren, beschädigtes Leben wiederherzustellen.«* (1970, S. 241) Das primäre Ziel des modernen Krankenhauses als einer gesellschaftlichen Institution ist also die Besserung und Wiederherstellung des Akutkranken und damit die Wiederherstellung und Erhaltung seiner Arbeits- und Leistungsfähigkeit. Die rationale Gestaltung und Verwirklichung dieser Zielsetzung geschieht durch die Organisation folgender Handlungssysteme: Diagnose, Isolierung, Therapie und Pflege einschließlich Rehabilitation. Diese Organisationsstruktur und die implizite Zielsetzung der Institution haben Konsequenzen für die sterbenden Patienten; Pflege und Behandlung unheilbar kranker Menschen werden gezwungenermaßen akzeptiert. Aber diese Aufgabe bleibt nur eine sekundäre Funktion gegenüber dem Ziel, die Patienten wiederherzustellen.

Das Krankenhaus als Institution moderner Wirklichkeit verbindet zwei Grundaspekte medizinischen Selbstverständnisses: zum einen organisiertes, strategisch-instrumentelles Handeln, und zum anderen die bürokratische Verwaltung. Alle Aufgaben, Pflichten, Befugnisse, Verantwortlichkeiten usw. sind durch spezialisierte Aufgabenbereiche und prädefinierte, zum Teil stereotype Handlungsmuster bestimmt. Rhode schreibt: *»Solche Spezialisierung ist primär technologisch, dann auch organisatorisch begründet, entstammt dem Prinzip rationaler Zweckverfolgung. Sie ist nicht nur etwas, mit dem das Krankenhaus … leben muß, sondern vielmehr etwas, wovon es hinsichtlich seiner Leistungswirksamkeit lebt.«* (Rhode, 1973, S. 27) Alle im Bereich des Krankenhauses beteiligten Menschen sind an konkrete Handlungsmuster gebunden. Patienten können mit Experten rechnen, sie sind auch auf Spezialisierungen angewiesen, um ihren sehr eng umschriebenen Ort innerhalb der Institution zu finden. Für die Kranken hat die Institution Krankenhaus auch entlastenden Charakter: Krankheiten werden als durch den Experten lösbare Probleme verstanden und somit an diesen delegiert. Diese institutionalisierte Expertenkultur beschreiben Berger/Luckmann folgendermaßen: *»Die gesellschaftliche Distribution von Wissen beginnt also bei der schlichten Tatsache, dass ich nicht alles weiß, was meine Mitmenschen wissen, und sie kulminiert in höchst komplizierten und geheimnisvollen Zusammenhängen der Expertenschaft.«* (1970, S. 47/48)

Folge hiervon sind erhebliche Positions- und Statusdifferenzen zwischen der Organisation und deren Agenten zum einen und den Klienten zum anderen. Hier sieht J.J. Rhode Tendenzen zur Inhumanität begründet (vgl. 1973, S. 13 ff.), die darin bestehen, dass sich dehumanisierende Strukturen verselbstständigen. Der Charakter der Krankenhausinstitution lässt sich mit E. Goffman als eine *»totale Institution«* bezeichnen. (Goffman, 1972, S. 17) Als zentrales Faktum totaler Institution nennt Goffman die *»Handhabung einer Reihe von menschlichen Bedürfnissen durch die bürokratische Organisation ganzer Gruppen von Menschen.«* (S. 18) Wesentliche Kennzeichen sind die Aufhebung der üblicherweise voneinander getrennten Lebensbereiche für Arbeit, Freizeit und Schlaf. Alle Angelegenheiten des Lebens finden nicht nur am gleichen Ort, sondern auch unter der gleichen Autorität statt. Jede Phase der alltäglichen Aktivitäten geschieht in unmittelbarer Gesellschaft einer großen Gruppe von im Prinzip gleich behandelten und gleich handelnden Schicksalsgenossen. Deren Verhalten und Tätigkeiten sind bis ins Einzelne nach einem exakten, genau vorgeschriebenen Zeitplan geregelt, auf den der Betroffene keinen Einfluss nehmen kann. (vgl. S. 17) In totalen Institutionen kann man zwei grundlegend voneinander unterschiedene Gruppen ausmachen: die *»Insassen«* auf der einen Seite und das *»weniger zahlreiche Aufsichtspersonal auf der anderen«* (S. 18). Die zweite Gruppe ist hierbei komplett in die Struktur eingebunden. Nach Rhode haben totale Institutionen *»zwangsläufig die Tendenz, ihre Klienten zu depersonalisieren«* (Rhode, 1973, S. 31). Demnach erleidet der Patient eine physische Isolierung, wenn er aus seinen eigenen vier Wänden herausgerissen wird. Zum anderen erfährt er eine soziale Isolierung, wenn er von ihm wichtigen, signifikanten Bezugspersonen getrennt wird. Im Krankenhaus unterwirft er sich bereits bestehenden, funktional orientierten Regeln und Routinevorschriften und bleibt dennoch permanent abhängig von anderen Menschen.

Der Rollenverlust und der Verlust an sozialem Status, ebenso wie die vorangegangene physische und soziale Isolierung, wirken sich depersonalisierend auf den Patienten aus. Weiter verstärkt wird diese Depersonalisierung durch die dauernde Verletzung der Privat- und Intimsphäre. Ein Patient auf Zeit, mit guten Heilungsaussichten ausgestattet, wird diese Situation, je nach Persönlichkeitsstruktur, mehr oder weniger gut ertragen. Ein sterbender Patient ist dieser Situation jedoch in viel extremerem Maße ausgesetzt. Für ihn bedeutet Depersonalisierung keine kurzfristige, begrenzte Unterwerfung unter von Experten gesetzte Vorschriften und Regeln, sondern macht die Summe seines Daseins, seines Horizontes, ja seiner Zukunft aus.

Die räumlichen und sozialen Bedingungen verschärfen sich beim sterbenden Patienten und nehmen besondere Formen an. Mit zunehmender Verschlechterung seines Zustandes ist der Sterbende einem Abdrängungsprozess unterworfen, seine physische Isolierung spitzt sich zu. Konkret bedeutet dies, dass er aus einem Mehrbettzimmer in ein Einzelzimmer verlegt oder, wenn das nicht möglich ist, in unterschiedlichen Funktionsräumen der Station untergebracht wird. Aus der Tatsache, dass er abgesondert wird, spricht nicht die Sorge um den Betroffenen selbst, sondern um die beunruhigten Mitpatienten. Zu dieser weitverbreiteten Thanatopraxis in der Klinik gibt es zwei mit dem gleichen Brustton der Überzeugung vorgetragene, aber entgegengesetzte Ansichten: Zum einen wertet man die Verlagerung des Todes aus den privaten Räumen heraus in ein öffentliches Krankenhaus als Beweis dafür, dass die moderne Gesellschaft ihres dazu tut, Tod und Sterben in ihre öffentliche Wissensstruktur zu integrieren. Dies geschähe in Form von zu Institutionen geronnenem Wissen. Zum anderen sagt man, stelle die Thanatopraxis in der Klinik kein isoliertes Phänomen dar, sondern sei durchaus in die gesellschaftliche Verdrängungspraxis des Todes aus allen Lebensbereichen einzureihen. Auch in der Klinik werde der Tod nur innerhalb des technisch-wissenschaftlichen Modus der Expertenkultur zugelassen und auf standardisierte Interaktionsmuster verwiesen.

Ich halte es an dieser Stelle nicht für fruchtbar, sich auf eine argumentative Stellungnahme für die eine oder die andere Position einzulassen. Fruchtbar allerdings ist es, angesichts der affektiven und sensiblen Dimensionen des Problems und entlang der Thanatopraxis und ihrer Handhabung sterbender Menschen, auf Möglichkeiten der Veränderung hinzuweisen. Eine wesentliche Möglichkeit besteht darin, dass engagierte und qualifizierte Menschen innerhalb der Institution das Gespräch mit Schwerstkranken und Sterbenden suchen und immer wieder versuchen, sich von allzu strikten Rollenvorgaben zu distanzieren. Genau diese Forderung stellt Elisabeth Kübler-Ross in ihren zahllosen Schriften auf. Der Tod lässt sich nicht – und hier ist eine fundamentale Änderung des Blickwinkels erforderlich – instrumentell handhaben oder gar abschaffen. Vielmehr könnten wir lernen, ihn in einer neu zu schaffenden Kommunikationskultur gemeinsam zu tragen.

3. Die Einsamkeit des Sterbenden (Norbert Elias)

Auch das Erleben des Todes ist in unterschiedlichen Menschengruppen verschieden, es ist sozusagen gruppenspezifisch, daher auch veränderlich und erlernbar. Woran die Menschen im Laufe der Jahrhunderte geglaubt haben, welche Vorstellungen sie, in der Hoffnung, dem Tod zu entgehen, gepflegt haben, welchen Versprechungen sie gelauscht haben, ist beliebig und austauschbar. Aber alle diese Denkmodelle waren und sind, gemäß ihrer situativen Erfordernisse, sinnvoll und schaffen Erleichterung von dem Wissen der eigenen Begrenztheit.

Der Tod ist ein Problem der Lebenden. Ein schwer zu bewältigendes Problem, weil die Menschen, so Norbert Elias, keine »*Gemeinschaft der Sterblichen*« bilden und keine Möglichkeit der Identifikation mit den Sterbenden haben. (N. Elias, 1982, S. 10) Eine Eigentümlichkeit zeitgenössischer, entwickelterer Gesellschaften »*ist der hohe Grad und das eigentümliche Muster der Individualisierung«* (ebd. S. 81). In ihrem Bild vom Tod fühlen sich die Menschen nicht als Teil eines sozialen Körpers, sondern sind abhängig vom Menschenbild, das in ihrer Gesellschaft vorherrscht. Dieses Menschenbild besteht heute aus einer ›Chacun pour soi‹-Mentalität: Die Menschen verstehen sich als voneinander völlig unabhängige und nicht füreinander verantwortliche Einzelwesen. Elias bezeichnet sie als *»Monaden ohne Fenster«*, *»vereinzelte Subjekte, denen die ganze Welt, also auch alle anderen Menschen, als ›Außenwelt‹ gegenübersteht und deren ›Innenwelt‹ von dieser ›Außenwelt‹, also auch von anderen Menschen, abgetrennt ist.«* (ebd. S. 81) Dieses für eine entwickeltere Zivilisationsstufe charakteristische Selbstbild, das Elias *»homo clausus«* nennt, hat weitreichende Folgen für das Erleben und die Vorstellung vom Tode. Es ist selbstverständlich, dass ein vereinzelt lebender Mensch auch als solcher stirbt. Die Sinnfrage erhält im Gefolge des Menschenbildes des Homo clausus eine andere Prägung. Der einzelne Mensch ist aufgerufen, sich einen höchst individuellen Sinn zu schaffen. Wie schwer dieses Unterfangen ist, lässt sich an der ubiquitären Suche nach dem Sinn und der gleichzeitigen Klage über die Sinnlosigkeit menschlichen Daseins ablesen. Sinn lässt sich nicht verstehen oder finden, bezieht man ihn auf einen einzelnen Menschen, bzw. wenn man *»als Subjekt des Sinnes ... ein vereinzeltes Individuum ansetzt«* (ebd. S. 83).

Das, was wir Sinn nennen, bezieht sich auf ein ›Wir‹ von Menschen, die miteinander kommunizieren. Sinn ist also eine soziale Kategorie und konstituiert sich erst, wenn die Zeichen und die Sprache eines Menschen kommunizierbar, damit verstehbar und deutbar werden. Das heißt, erst die Bedeutung, die ein Mensch für den anderen hat, lässt Sinn entstehen. Wir Menschen leben in einem bedeutsamen Kreislauf von Geben und Nehmen, sind eingebunden in einen äußeren Zusammenhang. Innen und Außen des Menschen sind wechselseitig voneinander abhängig und dennoch scheint sich heute unser Selbsterleben von diesem Außen abzustoßen. In den entwickelteren Gesellschaften scheint sich ein Selbstbild des Menschen durchzusetzen, das ein für sich allein existierendes Wesen suggeriert und eine ganz reale Vereinsamung mit sich bringt.

Bei sterbenden Menschen sind diese Tendenzen in besonderem Maße spürbar. Größter Wunsch, wenn ich mit alten oder sterbenden Menschen spreche, ist es, nicht zur Last zu fallen, möglichst dem Sterbenden die Verantwortung und die Kontrolle bis zuletzt zu erhalten. Die Einsamkeit wirkt wie eine Mauer, die oftmals in der Persönlichkeitsstruktur der Sterbenden eingebaut scheint, die aber gleichzeitig das verzweifelte Festhalten an der Selbstkontrolle spiegelt. Das Leben spielt sich bis zu seinem Ende in einer höchst individualisierten Form ab. Wenn dem so ist: Was macht uns glauben, dass der Tod ein sozialer ist? Die Vorstellung, allein zu sterben ist dem modernen Lebensbauplan inhärent. Was bedeutet allein? Elias antwortet: *»Es kann auf die Erwartung hinweisen, daß man den Sterbeprozeß mit niemandem teilen könne. Es kann dem Gefühl Ausdruck geben, daß mit dem eigenen Tod die kleine Welt der eigenen Person mit ihren einzigartigen Erinnerungen, mit ihren einem selbst allein bekannten Gefühlen und Erfahrungen, mit ihrem eigenen Wissen und ihren eigenen Träumen für immer verschwinden werde. Es kann sich auf das Empfinden beziehen, daß man im Sterben von allen Menschen, mit denen man sich verbunden fühlt, allein gelassen werde …«* (ebd. S. 90)

Wie einsam ein Mensch stirbt, hängt wesentlich davon ab, wie sein Leben war: ob es ihm gelungen ist, sich trotz der modernen Tendenz zur Individualisierung eine Einbindung in einen Familien- und Freundeskreis zu erhalten. Zudem ist bedeutsam, ob und inwieweit sein Leben ein erfülltes war, ob und wieweit er Möglichkeiten hatte, sich Ziele zu setzen und diese zu erreichen, letztlich, ob es ihm gelingt, seinem Leben für sich und andere Menschen Bedeutung beizumessen. Sinn und Bedeutung, von denen ich hier spreche, sagen etwas über das ganz individuelle Empfinden des sterbenden Menschen aus. Hierzu gibt es keine übergeordneten Sinnstrukturen oder Denkmuster, auch nicht bestimmte Kategorien. Es geht schlicht um den ›erlebten‹ Sinn.

4. Bestattungsrituale: Das Geschäft mit dem Tod

Noch zu Beginn des 20. Jahrhunderts bis etwa zum Ersten Weltkrieg war der Tod ein Ereignis, das das Erleben einer sozialen Gruppe oder einer ganzen Gemeinde nachhaltig beeinflusste. Der Umgang mit dem Tod war ein selbstverständlicher, »... *man schloß die Vorhänge im Zimmer des Sterbenden, zündete Kerzen an, sprengte Weihwasser aus. Das Haus füllte sich mit Angehörigen, Nachbarn und Freunden, die im Flüsterton sprachen und sich ernst und gemessen benahmen. Die Totenglocke erklang in der Kirche, von wo aus sich dann die kleine Prozession mit dem Corpus Christi in Bewegung setzte ... Wenn der Tod eingetreten war, wurde eine Traueranzeige an die Haustür angeschlagen (ein Brauch, der die alte, bereits nicht mehr übliche Aufbahrung des Leichnams oder Sarges vor der Haustür ersetzte). Durch die halboffene Tür, den einzigen Zugang des Hauses, der nicht verhüllt und verschlossen war, traten all jene ein, die durch Freundschaft oder Anstand zu einem letzten Besuch verpflichtet waren. Der Gottesdienst in der Kirche versammelte die ganze Gemeinde, einschließlich der Nachzügler, die das Ende des Totenamtes abwarten mußten, bis sie vortreten durften, und nach dem langen Defilee der Kondolierenden geleitete ein langsamer, von den Straßenpassanten ehrerbietig ge-*

grüßter Trauerzug den Sarg zum Friedhof. Das war aber noch nicht alles. Die Trauerzeit war mit Besuchen ausgefüllt: Besuche der Familie auf dem Friedhof, Besuche der Angehörigen und Freunde bei der Familie … Danach, ganz allmählich, nahm das Leben wieder seinen gewohnten Gang, und es blieben nur doch die Besuche auf dem Friedhof.« (Ariès, a.a.O., S. 715)

Ganz allmählich installierte sich ein neues Bewusstsein bezüglich der Begräbnisbräuche und Leichenbegängnisse. Maßgeblich war eine psychologische Disposition, die den Tod aus dem gesellschaftlichen Leben ausklammerte, ihn seines öffentlichen zeremoniellen Charakters beraubte und ihn zu einem nur für die nächsten Verwandten vorgesehenen Privatakt machte. Als die Krankenhauseinweisung des Sterbenden allgemein üblich wurde, wurde selbst die Familie vom Sterben ausgeschlossen und in ihrer Trauer empfindlich beschnitten.

Der kulturgeschichtlich universale Glaube an ein Leben nach dem Tode, die mythische, religiöse Eingebundenheit in bereits bestehende, umfassendere Sinnzusammenhänge sind heute intersubjektiv kaum noch nachvollziehbar und in ihrer ursprünglichen Gestalt verstehbar. Dennoch entscheiden sich eine Mehrzahl der Hinterbliebenen nach wie vor für eine traditionelle Zeremonie, wenn es um Begräbnisse geht. Auch Menschen, die in der institutionalisierten Religiosität der Kirchen nicht mehr verankert sind, wählen eine religiöse Bestattungszeremonie. Würde man diese Realität allein durch die Standardisierung der Gepflogenheiten erklären, würde man der tatsächlichen Gemütslage der Betroffenen nicht gerecht werden. Der Hunger nach einer gemäßen Form, nach einer würdevollen Zeremonie ist stark, und eine alleinige kognitive Sinnstruktur reicht für die Deutung und die Bewältigung der Ereignisse nicht aus. Der Sinn muss bis in die Handlungsebene hinein reichen und wirken, der Abschied muss spürbar werden, er muss eine Gestalt bekommen. Da der Tod nicht in die kulturelle Wert- und Sinnstruktur des gesellschaftlich öffentlichen Lebens integriert ist, entstehen Sinnlücken, die die Kirche immer noch in ihrer traditionellen Stützfunktion auszufüllen vermag, auf die die Menschen dankbar zurückgreifen. Mit dem Ableben eines nahestehenden Menschen kehrt der Tod erneut ins Bewusstsein der Menschen zurück, und die Hinterbliebenen sind gezwungen, zu handeln, bzw. sich zu diesem Tod in irgendeiner Art und Weise zu verhalten. Die Kirche bietet mit ihren rituellen Regeln, neben dem sachlich notwendigen Umgang mit dem Tod, auch technische Aspekte der Kommunikation an, so zum Beispiel bestimmte Formen der Kondolenz und der Anteilnahme. Man weiß, dass der Bestattungsmodus und der kirchliche Ritus heute bei einer Vielzahl von Menschen nur marginal bedeutsam sind, dass religiöse Werte, Normen, Deutungsschemata und Handlungsmuster für das Erleben der Hinterbliebenen nicht mit sinngebenden Inhalten unterlegt sind. Entsprechend verlieren diese Zeremonien an Tiefe und Bedeutung und spiegeln den heute sehr ambivalenten Umgang mit der Bestattung wieder, aber auch den tiefgreifenden, metaphysischen Verlust der Gemeinschaft.

Geoffrey Gorer stellt in seinem Buch ›Death, Grief and Mourning‹ fest, dass der Tod in weite Ferne gerückt ist: Man sei nicht einmal mehr am Sterbebett zugegen, auch die Bestattung sei für die meisten Menschen kein vertrautes Schauspiel mehr. Im Jahre 1961 starb Gorers Bruder an Krebs. An seinen Neffen schreibt Gorer: »*Der Tod ihres Vaters hat sich auf ihr Leben so gut wie gar nicht ausgewirkt, er ist wie ein Geheimnis behandelt worden, denn erst Monate später war Elisabeth (seine Schwägerin) in der Lage, darüber zu reden und Dritte darüber sprechen zu hören.*« (vgl. 1965, S. 173 ff.) Als Gorer nach der Einäscherung zum Haus seines Bruders fuhr, erzählte ihm die Schwägerin ganz unbefangen, dass sie mit den Kindern einen schönen Tag verbracht habe, dass sie alle zusammen gepicknickt und dann den Rasen gemäht hätten.

Der Ritus erfüllt kaum noch die traditionellen Funktionen, er dient gerade noch als psychische und soziale Stütze. Ariès nennt diesen Umgang *»den ins Gegenteil verkehrten Tod«* (Ariès, S. 715). Wenngleich sich eine traditionelle Form erhalten hat, so hat sich doch das soziale Umfeld der Bestattung sehr stark verändert. Das moderne Begräbnis liegt in den Händen eines professionellen Bestatters. Dies ist folgerichtig und schlüssig, nachdem der Tod fast nur noch institutionell verwaltet wird und aus seinem gesellschaftlichen Sinnzusammenhang gefallen ist. Die institutionalisierten Bestattungsriten haben zudem, wenigstens partikulär, eine Entlastungsfunktion. Die Experten übernehmen vom Waschen der Leiche, dem Einkleiden, Aufbahren und Einsargen, der Bekanntmachung des Todes, bis hin zur gesamten Organisation alles, was mit dem Tod zusammenhängt, damit sich die Hinterbliebenen, aller praktischen Aufgaben enthoben, ganz ihrer Trauer widmen können. Ob dies damit tatsächlich in verstärktem Maße geschieht oder ob es nicht genau das Gegenteil bewirkt, sei dahingestellt.

Auf dem Markt der Eitelkeiten ist der Handel mit dem Tod zu einem unübersehbaren Verkaufsschlager geworden und ist damit dem Zugriff der Betroffenen weitgehend entzogen. Jessica Mitford führt aus, wie sich dieser neueste Berufsstand sieht: *»Die Beerdigungsindustrie sieht sich in ihrer besonderen, einmaligen Verkaufstätigkeit vor zwei pädagogische Aufgaben gestellt. Einmal muß sie den Kunden davon überzeugen, daß die angebotene Begräbnisart amerikanischer Tradition entspreche und jeder Amerikaner folglich die Pflicht habe, sich strikt an die vom Beerdigungsunternehmer gesetzten Normen zu halten. Zum anderen muß sie das Leitbild des fürsorglichen Trauerberaters, der weiß, was sich schickt, pflegen und in immer hellerem Glanz erstrahlen lassen.«* (Mitford, 1988, S. 157)

Der Umgang mit der Leiche ist heute quasi dem Experten überantwortet. Seine Legitimierung bezieht sich hierbei nicht auf eine symbolisch-religiöse Handlung, sondern ist allein als professioneller Status zu werten. Die Struktur der modernen Bestattung überdeckt dabei die Realität des Todes. P. Berger und R. Lieban bezeichnen die in den USA üblichen Praktiken als *»eine Verschleierung und Beschönigung des Todes.«* (Berger/Lieban, 1960, S. 224) Ziel des Bestatters ist es hierbei, die schrecklichen Zeichen des Verfalls möglichst gut zu retuschieren oder gar zu beseitigen. *»Auf daß sich das viel zu feste Fleisch nicht vorzeitig auflöse, wird uns ›Solides Kupfer‹ – ein Qualitätssarg von unschätzbarem Wert für den Kunden, der dauerhaften Schutz sucht, oder ›Klassischer Kolonialstil – legierter Stahl mit Bleieinlage, fugenloser Deckel, nahtlos geschweißt, körpergerechte Konstruktion angeboten.«* (J. Mitford, 1988, S. 8) Oder die Bestatter meinen, durch Balsamierung eine möglichst *»lebensgleiche Erscheinung des Körpers«* erreichen zu können. (Berger/Lieban, 1960, S. 225) Die Struktur der Bestattung bietet noch mehr Möglichkeiten: Das traditionelle Leichentuch wird durch möglichst modische Kleidung ersetzt (hierbei wird das Beste, was der Schrank zu bieten hat, angelegt), die Gestaltung der Totenhalle vermittelt die Atmosphäre eines Familienheims, die Musik soll nicht bedrückend oder schwer sein und zu guter Letzt wird das Wort »Leiche« tunlichst vermieden. Es ist die Gestaltung einer Totenfeier ohne Anwesenheit des Todes. Damit ist gemeint, dass nicht eigentlich das Lebensende und die Tatsache des tiefen Schmerzes über diesen Tod im Vordergrund stehen oder gar gewürdigt werden, sondern eher die Bemühung, dem Tod und der Situation den Stachel zu ziehen, d.h. die Endgültigkeit, den Ernst und die Bedrohung zu nehmen. Der Leichnam wird zu einer Imitation des Lebenden. Damit wird die Realität geleugnet: Dem Verstorbenen gehört sozusagen ein Nicht-Status an.

An der Sprache des Gewerbes wird dies deutlich: *»Dieselbe vertraute Madison-Avenue-Sprache, mit ihrem Reichtum an Adjektiven, der den Widerstand der Käufer gegen Erzeugnisse jeder Art einschläfern soll, ist in neuer, sonderbarer Kostümierung in die Beerdigungsindustrie eingedrungen. Der Akzent liegt auf den gleichen wünschenswerten Eigenschaften, die man uns auf unserer täglichen Jagd nach dem Schönsten und Besten suchen gelehrt hat: Komfort, Dauerhaftigkeit, Luxusausstattung, erstklassige Qualität.«* (J. Mitford, 1988, S. 10) Der als Kommerzialisierung beschriebene Prozess der Überantwortung der Bestattung an ein Dienstleistungsgewerbe verhindert *»die Geltung des Bildes vom natürlichen Tod«* (W. Fuchs, 1969, S. 176). Würde der Tote tatsächlich als das gesehen, was er ist, nämlich als *»ein Ding, das beseitigt werden muß«* (ebd. S. 176), wäre der ganze kommerzialisierte Aufwand unnötig und sinnlos und damit die teure Bestattung nichts wert.

Wie kann man die Hinterbliebenen dazu bringen, völlig überzogene Ausgaben einzusehen? Indem die Bestattungsindustrie die Schuldgefühle der Hinterbliebenen gegenüber dem Verstorbenen benutzt, *»werden die Mechanismen der sozialen Kontrolle durch Verwandtschaft, Bekanntschaft und Nachbarn (sichtbar), die sehr genau darauf achten, was den Hinterbliebenen der Tote ›wert ist‹…«* (Fuchs, ebd. S. 176). Diese Schuld kann gesühnt werden, zum Beispiel durch eine exzessive Ausstattung und Gestaltung der Grabstätte, eine aufwändige, teure Bestattung. Jessica Mitford zitiert den Wortlaut des Nationalen Mitteilungsblattes der Beerdigungsunternehmer in den USA vom August 1961 wie folgt: *»Ein Begräbnis ist kein Anlaß zur Schaustellung schäbiger Armut. Es ist vielmehr eine Gelegenheit, ein Statussymbol zu zeigen und dem Familienstolz Auftrieb zu geben, was den Schmerz erheblich lindert. Ein Begräbnis gibt den Hinterbliebenen aber auch die Möglichkeit, Schuldgefühle und Selbstvorwürfe durch die Veranstaltung einer schönen Feier weitgehend* *loszuwerden. Die Trauerfeier, die eine Durchschnittsfamilie am meisten befriedigt, ist höchstwahrscheinlich eine, deren Kosten gewisse finanzielle Opfer erfordert. Dieses Opfer gestattet den Hinterbliebenen, wirkliches oder eingebildetes Unrecht, das sie dem Verstorbenen zu dessen Lebzeiten zugefügt haben mögen, wiedergutzumachen ...«* (ebd. 1988, S. 12)

Es mag der Eindruck entstanden sein, dass das ökonomische Interesse eines Totengewerbes für das Bild des Todes in der modernen Gesellschaft verantwortlich zeichnet. Das kann jedoch nicht sein, weil die verschleiernde Bestattungspraxis als eine Art Subkultur die kulturelle Wertestruktur der Moderne erst widerspiegelt. Weil der Tod zu einem sinnlosen Ereignis geworden ist, weil das Leben auf reine Diesseitigkeit ausgerichtet scheint, zeigt und bestätigt die Bestattungsindustrie, wie differenziert gesellschaftliche Verdrängung funktioniert. Erst auf der Grundlage einer bereits vollzogenen Verdrängung entsteht die Nachfrage für ein derart kommerzialisiertes Angebot.

5. Tod und Trauer

Trauer ist, um mit Sigmund Freud zu sprechen, *»regelmäßig die Reaktion auf den Verlust einer geliebten Person oder einer an ihre Stelle gerückten Abstraktion wie Vaterland, Freiheit, ein Ideal usw.«* (S. Freud, 1992, S. 173). Überall dort, wo Verlust und Trennung gegeben sind, kann Trauer auftreten. Trauer ist eine tiefgreifende menschliche Erfahrung, jeder Mensch wird mit ihr unausweichlich konfrontiert. Man spricht von der Trauer des Sterbenden, der Trauer der Hinterbliebenen, der Trauer über den Verlust der intakten Gesundheit, über den Verlust eines über viele Jahre vertrauten Wohnhauses usw. Ebenso werden Übergänge von Lebensabschnitten oder das Verlassen des Elternhauses bei Jugendlichen als Trauerprozess verstanden. Trauer entsteht, wo das verlorene Objekt geliebt wurde, bzw. dort, *»wo ein Individuum der Einfühlung in ein anderes Individuum fähig gewesen ist«* (A. u. M. Mitscherlich, 1977, S. 39). Der Trauernde lernt in einer innerlichen Auseinandersetzung, in die Realität des Verlustes einzuwilligen. In der Psychoanalyse spricht man deshalb von Trauerarbeit. *»Die Trauerarbeit ist das auffallendste Beispiel für die mit der Erinnerungsarbeit verbundenen Schmerzen ..., so wird das Erinnern ein stückweises, fortgesetztes Zerreißen der Bindung an das geliebte Objekt und damit ein Erlebnis von Rissen und Wunden im Selbst des Trauernden.«* (P. Heimann, 1966, S. 321)

Fulcomer unterteilt den Verlauf der Trauer in vier Phasen. Die erste Phase beginnt unmittelbar nach Erhalt der Todesnachricht und ist gekennzeichnet durch Schock (immediate stage). Die zweite Phase (postimmediate stage) ist gekennzeichnet durch kulturell festgelegte Verhaltensmaßnahmen (kontrollierte Phase). Die dritte Phase (transitional stage) betont den teilweisen Verlust der Kontrolle, den psychischen Zusammenbruch, die Regression. In der vierten Phase (repatterning stage) erfolgt die Adaptation, die zwischen fünf Monate und einem Jahr nach dem Tod einsetzt, und die den Trauerprozess abschließt. Hier wird die neue Anpassung an das gesellschaftlich Geforderte wieder erreicht. Die Trauerphasen liefern Kenntnisse des für unsere Gesellschaft ›normalen‹ Trauerverlaufs und sind natürlich nur für die modernen westlichen Gesellschaften zutreffend. Diese Kenntnisse geben aber Beurteilungsmaßstäbe darüber an die Hand, wann eine Trauer als pathologisch eingestuft werden kann. Generell kann man von Behinderung sprechen, wenn der Trauerprozess in einer der ersten drei Phasen stecken bleibt. So kann zum Beispiel Trauer überhaupt nicht in Gang kommen, wenn ein großer Schock besteht (behinderte Trauer), oder wenn der Trauernde aus der regressiven Phase in die Depression gleitet. Den erwähnten Trauerphasen entsprechend nennt H. Reinecker, und mit ihm viele andere Autoren, Phasenmodelle der gelungenen Anpassung an chronische Krankheiten. Es handelt sich hier um Modelle, die den Prozess der Krankheitsverarbeitung idealtypisch beschreiben sollen (vgl. H. Reinecker, 1994, S. 571).

Die in der soziologischen Schule Durkheims zu Beginn dieses Jahrhunderts entwickelte Konzeption der ›rites de passage‹, heute als Statusübergänge bezeichnet, ist brauchbar für die Erklärung des Trauerprozesses. Trauer ist nach ihm keineswegs nur Ausdruck individueller Gefühlsdispositionen, sondern eine im wesentlichen soziale Angelegenheit. In ethnologischen Bezügen ging man davon aus, dass der Tod kein natürliches Ereignis war, sondern Schrecken und Angst hervorrief. Vom Tod ging eine feindliche Kraft und eine unmittelbare Bedrohung aus, auf die man reagieren musste. So genannte primitive Gesellschaften schlossen nach Eintritt des Todes den Verstorbenen und auch seine Angehörigen als Opfer und Gefangene böser Mächte aus ihrer Mitte aus – wenn auch nur vorübergehend. Melanesische Kulturen, wie auch Madegassen heute sehen zum Beispiel eine doppelte Beerdigung vor, d.h. erst nach der Verwesung wird der Tote bestattet, erst dann, wenn er nicht einmal mehr einer lebenden Person ähnelt. Dann erst erfolgt die endgültige Beerdigung der Knochenreste, verbunden mit einem rauschenden Fest. Erst mit diesem Abschluss hat der Tote seinen Weg in das Totenreich gefunden.

Der sichtbare Zerfall ist Ausdruck für die Loslösung aus dieser Welt. Die Trauer der Hinterbliebenen dauert ebenso lange wie der Übergang der Toten in die andere Welt. Die dazwischenliegende Trauerzeit stellt eine Übergangszeit dar, in der die Körperlichkeit des Toten verschwindet. Solche Riten ermöglichen die Bewältigung des

Todes, sind aber abhängig von der jeweiligen Kultur. Hahn sieht in der Wiederholung der Rituale nach dem Tode *»einen Mechanismus, der die Überwindung des Schmerzes über den Verlust anstrebt. Riten kommt hier die Entlastungsfunktion der Institution zu. Die Bewältigung des Todes bekommt eine institutionell geregelte Form: traumatische Erlebnisse werden symbolisch wiederholt, die Individuen üben damit die Anpassung an den veränderten Zustand, und zwar in normgerechter Form.«* (A. Hahn, 1968, S. 101)

Auch der Übergang von einer sozialen Gruppe zu einer anderen ist immer von einer tiefgreifenden Erneuerung des Individuums begleitet, die durch Riten gekennzeichnet wird. Im Fall des alltäglichen Beispiels einer Pensionierung wird ein eher kompliziertes Ritual in Gang gesetzt, das einen Statusübergang sichert. Es vollzieht sich ein Wechsel in der eigenen Identität und im Selbstverständnis und gleichermaßen ein Wechsel in der sozialen Umgebung. Entsprechend vollzieht sich ein Statusübergang auch in der Trauer. Ist der Tod eingetreten, treten eine Reihe gesellschaftlicher Agenten auf den Plan, so genannte ›caregiving-agents‹ bzw. Krisenagenten oder auch ›transition-technicians‹, deren Funktion es ist, dem Trauernden in der Bewältigung seiner Situation behilflich zu sein.

Der Verstorbene wird zum Toten in einem festgelegten Prozess, in dem er geehrt wird. Der Trauernde wird als schonenswert betrachtet, d.h. man weiß, dass er nicht ganz ›er selbst‹ ist, die Hinterbliebenen werden aus dem normalen sozialen Kreislauf gezogen, sie haben ›Schonzeit‹. Der Trauernde darf und muss sich zurückziehen, um seine Trauerarbeit zu leisten und neue Orientierung zu finden.

Bei jedem Statusübergang verlässt das Individuum eine bestimmte gesellschaftlich definierte Position und muss eine neue finden, die ihm aus eigenem Erleben noch nicht bekannt sein kann. Das Ritual ist hier wegweisend, es zeichnet symbolisch den Weg vor, den das Individuum zu gehen hat.

Statusübergänge sind mit der Freisetzung starker Emotionen verbunden, die sonst im alltäglichen Leben gebunden sind. Die Freisetzung ist folgerichtig, da eine Neuorientierung auch eine Neuverteilung emotionaler Beziehungen beinhalten muss. Die soziale Funktion des Trauerritus wird hier deutlich: Einerseits entlastet er die Trauernden ganz unmittelbar, andererseits werden die Trauernden rituell und symbolisch mit der Grenzsituation des Lebens konfrontiert und vertraut gemacht. Der gesellschaftlich festgelegte Prozess und der klar definierte soziale Status der Trauernden erleichtern hierbei die Verarbeitung des Verlustes. Rituale dienen hierbei dazu, Emotionen unter Kontrolle zu halten. Auf der einen Seite gewähren sie dem Trauernden vollen Ausdruck der Gefühle, begrenzen aber gleichzeitig die gefühlsmäßigen Ausbrüche in bestimmten anerkannten Formen und begrenzen ebenso den zeitlichen Rahmen.

Da jedes Neue, Unbekannte per Definition nicht konzipierbar ist, ist jeder Statusübergang mit Angst verbunden. Sätze wie »Was soll nur aus mir werden?« oder »Wie wird das enden?« sind nicht selten. Diese Angst bezieht sich gleichermaßen auf die Trauernden und andere Hinterbliebene: Der Trauernde weiß nicht, ob er den neuen Status erreichen wird. Die Hinterbliebenen können nicht sicher sein, dass die Trauernden sich an die Spielregeln halten, oder ob sie sich destruktiv verhalten.

Die ständigen Wiederholungen von Ritualen festigen die gesellschaftliche Organisation, in der solche Übergänge stattfinden, etablieren des Weiteren so genannte emotionale ›Haltegriffe‹ und bestätigen die gemeinsamen Werte, die mit diesen Übergängen bedroht waren. Wie A. Hahn herausgestellt hat, hängt die Länge des Trauerrituals und seine Intensität von der Bedeutung ab, die der Verstorbene für die Hinterbliebenen hatte. Die Länge der Trauer war also ein Indikator für die unterstellte Bedeutung des Toten. Je größer die Bedeutung, je höher das Ansehen, desto stärker muss sich auch die Identität des Überlebenden ändern, die ja mitbestimmt war durch seine Beziehung zum Verstorbenen.

In seinen anthropologischen und ethnologischen Studien bestätigt J. Canacakis, was Durkheim ausgeführt hatte. Canacakis hat über die Wirkung der Totenklagen, die Myroloja, auf die körperliche und seelische Befindlichkeit der Trauernden in Mani, Griechenland, geforscht. Die Myroloja ist eine kulturell sehr alte Form der Totenklage, die von Frauen in einer festgelegten Folge von mehr oder weniger impovisierten Versrezitationen vorgetragen wird. Die Myroloja bietet den Rahmen, in dem die Trauer stattfinden kann und erlaubt Trauer in allen Erscheinungsformen. In der Gemeinsamkeit des rhythmischen Singens werden oftmals trance- und ekstaseähnliche Zustände erreicht. *»Man kann mit Händen, Füßen und mit dem Oberkörper Situationen ausdrücken, mit den Fäusten auf die eigene Brust schlagen, sich die Haare raufen usw. Doch bei manchen allzu heftigen Bewegungen greifen die anderen ein und ermuntern den Trauernden, sie durch stimmliche und poetische Formen zu ersetzen.«* (J. Canacakis, 1987, S. 117) In den poetischen Versen wird der Tote genannt, gerühmt, beschrieben und auch kritisiert. Alles, was es über ihn noch zu sagen gibt, soll gesagt, ausgedrückt sein. Es kommt zu einem Dialog, zu einem Zwiegespräch mit dem Toten, der auch Schmerz, Wut, Schuld oder Protest beinhaltet. Myroloja ist der letzte Ort der Klärung und des Abschieds, der sehr sorgfältig inszeniert wird. Die körperliche Befindlichkeit der Trauernden verbessert sich durch dieses Ritual deutlich. Nach Canacakis korreliert die Intensität der Beteiligung an diesem Ritual mit einer Verbesserung der individuellen Disposition: Der Trauernde wird durch die Identifikation der übrigen Teilnehmer in die soziale Gruppe reintegriert. Es ist naheliegend, dass in der Folge die Mani-Menschen seltener an physischen und psychischen Störungen leiden.

Trauer ist nicht gleich Trauer. Unsere moderne Gesellschaft verhält sich der Trauer gegenüber duldend ungeduldig. In den meisten Situationen wertet man sie als zu langwierig, als unangebracht, nicht rasch genug abklingend usw. ab. In der Öffentlichkeit wird sie oft genug versteckt und als Krankheit betrachtet, also als etwas Unnatürliches, ja sogar Pathologisches, das bekämpft werden muss. Wo wird das Trauern zum Thema gemacht, wo sind die Modelle für die Kinder, wo die Vorbilder, die uns den Umgang mit der Trauer nahezubringen wissen? In der Schule, in den Universitäten, am Arbeitsplatz ist für die Trauer kein Platz. Das Thema trägt das Zeichen der Todesnähe, wer lässt sich schon gern freiwillig an dieses unliebsame Thema erinnern? Es gibt Fernsehsendungen mit Trauerinhalten, deren Unterton bzw. implizite Wertung Trauerverhalten nicht nahezubringen vermögen. Es werden trauernde, oft versteinerte Witwen in geradezu edelmütiger Haltung gezeigt. Immer um Haltung bemüht, selbst der Trost ist beschwichtigender Natur, bloß nicht außer Kontrolle geraten, bloß nicht übertreiben. Es fehlt der geeignete Rahmen, es fehlt das Wissen um natürliche Trauer, es fehlt ein sozial verbindliches Ritual, und es fehlt zu guter Letzt ein tragendes Kollektiv für die aktuelle und langfristige Unterstützung von Betroffenen.

Es gibt kein allgemein akzeptiertes Todesbild mehr. Die Trauer in der Moderne ist zu einem privaten, isolierten und ganz und gar individuellen Ereignis geworden. Dies kann man u. a. auf den Strukturwandel sozialer Beziehungen zurückführen. Waren diese sozialen Beziehungen in vormoderner Zeit im wesentlichen durch *»partikularistische, funktional diffuse und affektive Beziehungen«* (Hahn, 1968, S. 96) geprägt, so kann man sie in der Moderne als

»universalistische, funktional spezifische und affektiv neutrale Beziehungen« (ebd.) sehen. Das bedeutet auch, dass die früheren Interaktionsformen den ganzen Menschen umfassten und als eher emotional gelten konnten, während sich moderne Trauernde eher auf dem Boden eines Identitätssegments bewegen, d.h. aufgrund hoher Komplexität und Mobilität der Gesellschaft auf nur einen Rollenaspekt zurückgreifen müssen, der funktional definiert ist. Die Menschen sind zu Trägern bestimmter Rollen geworden und daher beliebig austauschbar.

Das hat weit reichende Folgen für die Sozialbeziehungen des Alltags. Beziehungen sind schnelllebig geworden, man verliert sich aus den Augen, noch bevor man sich der Mühe des Kennenlernens gestellt hat. Die moderne Gesellschaft ist geprägt von einem ständig vibrierenden Beziehungsgeflecht. Die personale und affektive Bindung bezieht sich auf eine eher kleine und überschaubare Gruppe von Menschen, daneben besteht ein hoher Grad an Unverbindlichkeit der sozialen Beziehungen.

Trauer als Reaktion auf den Verlust eines Menschen bedeutet immer auch Abschied zu nehmen von einer starken persönlichen und affektiven Beziehung. Da der moderne Mensch weniger persönlich-affektive als funktionale Kontakte unterhält, bleibt der Verbund der Trauernden beschränkt auf eine kleine überschaubare Anzahl von Menschen, die dem Verstorbenen in einer sehr privaten Beziehung nahe standen. Der erlittene Verlust bedeutet dann einen umso größeren Schmerz, der wiederum von weniger Menschen getragen und geteilt wird.

Hier wird die eigentliche Krise unserer Moderne deutlich. In einer Welt, in der der Tod einzelner Menschen aus gesellschaftlicher Sicht kaum ins Gewicht fällt, in der jeder Mensch ersetzbar scheint und nur als funktionaler Teilaspekt eines überwältigenden Ganzen auftritt, wird die Ausbildung gemeinsamer symbolisch-sinnhafter Trauerrituale verhindert: Sie verweist den einzelnen Menschen auf sich selbst. Todesanzeigen werden häufig von beinahe unhöflichen Verhaltensanweisungen begleitet: Es wird gebeten, von Beileidsbekundungen oder -besuchen abzusehen, bzw. den Geldbetrag, der für Blumenspenden vorgesehen war, auf das Konto irgendeiner wohltätigen Organisation zu überweisen. Damit werden Trauerrituale unterbunden, die in ihrer Symbolhaftigkeit immerhin zum traditionellen Brauchtum gehörten. Das öffentliche Zeigen von Trauer und Schmerz hat seine rituelle Kraft eingebüßt. Ariès nennt diese Trauerlosigkeit *»die Unschicklichkeit der Trauer«* (Ariès, 1981, S. 740). Das Zeigen von Trauer und Schmerz in der Öffentlichkeit ist peinlich geworden. *»Ganz offensichtlich verdankt sich die Abschaffung der Trauer nicht einer Frivolität der Hinterbliebenen, sondern einem unbarmherzigen Zwang der Gesellschaft. Die weigert sich, an der emotionalen Betroffenheit des Leidtragenden zu partizipieren – womit sie, genau genommen, die Präsenz des Todes negiert, selbst wenn sie seine Realität im Prinzip noch gelten läßt … Heutzutage werden die Tränen der Trauer den Ausscheidungen der Krankheit gleichgestellt. Beide sind gleichermaßen abstoßend. Der Tod ist ausgebürgert.«* (ebd. S. 742)

Die Privatisierung des Todes und der Trauer hat nicht nur zur Folge, dass der Trauernde sich isoliert vorfindet, sondern symbolisiert ebenso den Verlust eines Sinnhorizontes und den Verlust mitmenschlicher Kommunikation. Hierdurch wird die Trauer immens erschwert, wenn nicht gar verhindert. Die erfolgreiche, gesunde Bewältigung von Tod und Trauer ist dort am größten, wo trostspendendes, kommunikatives und sinnstiftendes Verstehen vorhanden ist.

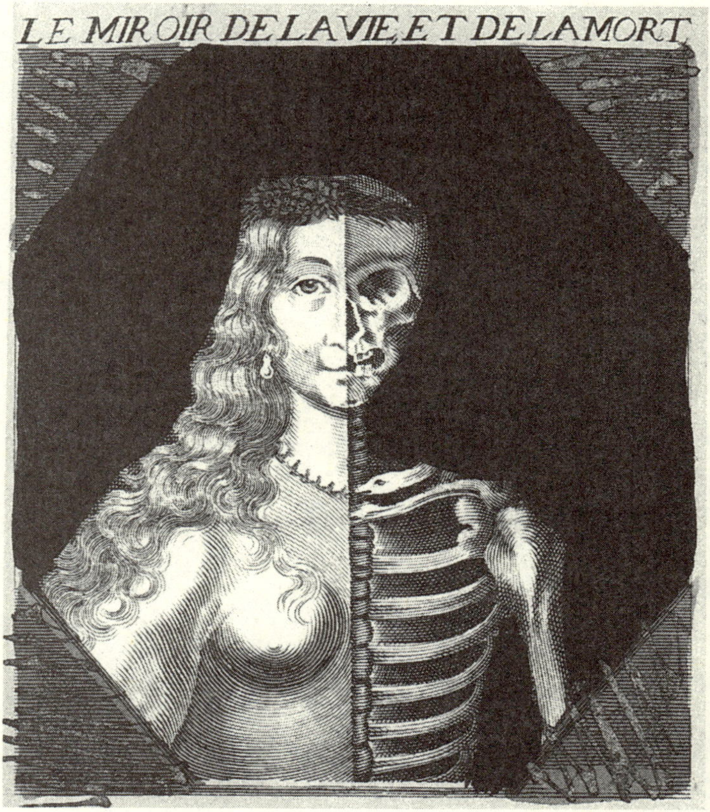

Le Miroir de la vie et de la mort
Musée Carnavalet, Paris, 17. Jahrhundert
aus: P. Ariès, Bilder zur Geschichte des Todes

VII. Die große Frage nach dem Sinn

»It's not that I'm afraid to die,
I just want to be there when it happens.«

Woody Allen

1. Sprache und Legitimation

Es stellt sich die Frage, wes Geistes Kind wir bezüglich Tod und Trauer geworden sind. Gibt es im modernen und auch in der seit Jahren geführten Diskussion des postmodernen Umgangs mit dem Tod eine letzte Bezugsgröße, ein Prinzip von universaler Gültigkeit? Gibt es eine letzte Größe, die als Erklärungsbasis von Welt und Gesellschaft im Ganzen dienen und ›Leben‹ und ›Welt‹ legitimieren kann?

Die Gewissheit des Todes zwingt den Menschen, die Lebenswelt in einen sinnhaften Zusammenhang zu stellen. Unter den Bedingungen moderner Gesellschaften bleibt hier nur die Ebene der Individualität übrig. Selbst eine Versprachlichung der eigenen Sterblichkeit kann nicht gesamtgesellschaftlich, universal geleistet werden. Zygmunt Bauman fragt : *»Aber ist es die anerzogene Unfähigkeit, über tiefe, unangenehme und schmerzliche Gefühlezu reden, die uns wirklich zum Schweigen verurteilt? Ist es unsere kultivierte Abneigung gegen Grausamkeit, durch die wir die Sterbenden zur Einsamkeit verdammen?«* (Bauman, 1994, S. 198) Vielleicht ist diese Sprachlosigkeit überhaupt nicht auf Unfähigkeit oder gar auf mangelnde Empathie zurückzuführen, sondern ist eher Ausdruck eines veränderten Sprachgebrauchs. Dies ist näher auszuführen.

Der Tod ist zu einem Abfallprodukt der Moderne geworden, er ist sinnloser Überrest, das schmutzige Fremde, dessen Berührung man vermeidet. Ein Sterbender hat für die Sprache der Überlebenden keine Verwendung mehr, was also wollen wir ihm noch sagen, was in seiner Welt nicht sinn- bzw. zwecklos klingt. Wir Lebenden sind in einer instrumentellen Sprache zu Hause, die zweckgerichtetes Handeln fordert. Diese Sprache kann logischerweise das Phänomen des Todes nur als einen Aspekt des instrumentalisierten Lebens behandeln. Das Phänomen des Todes stellt eine Abweichung dar, die lähmend wirken kann. Die Bedrohung, die Ungewissheit des Todes muss umformuliert werden, muss instrumentell übersetzt werden in bewältigbare Aufgaben: zum Beispiel in Kampf gegen die Verunreinigung des Wassers, Sport treiben, sich gesund halten, weniger Fett essen usw. Norbert Elias notiert: »*Eng verbunden mit der größtmöglichen Relegierung des Sterbens und des Todes … ist in unseren Tagen eine eigentümliche Verlegenheit der Lebenden in der Gegenwart eines Sterbenden. Sie wissen nicht recht, was zu sagen. Der Sprachschatz für den Gebrauch in dieser Situation ist verhältnismäßig arm. Peinlichkeitsgefühle halten die Worte zurück.*« (Elias, 1982, S. 39)

Der Tod ist nicht abgeschafft, wie denn auch, aber der Zusammenbruch der Kommunikation, die Ohnmacht bezüglich des großen Schweigens haben den Tod nackt und nüchtern und bar jeder Bedeutung zurückgelassen. Wir werden nur mit ihm fertig – vorläufig wenigstens – wenn wir ihn ignorieren, abtrennen und wegdefinieren. Die Sterblichkeit ist die letzte Herausforderung der menschlichen Vernunft – aber die Vernunft wird nicht mit ihr fertig. Auch wenn sie die unumstößliche Beschränktheit und Begrenzung des Lebens für illegitim erachtet, ist der Tod Teil der Realität. Hier stößt die Vernunft an ihre Grenzen und mit ihr die Moderne. In dieser Gegenwart sind Wahrheiten, Gewissheiten und Lebensformen nicht mehr als allgemein gültiges Gut legitimierbar, die Berufung auf einen prinzipiellen Sinn wird hinfällig.

In der Diskussion des Todesproblems werden Tendenzen der gesellschaftlichen Entwicklung sichtbar. Diese führt in eine Konzeption der Postmoderne. Was genau besagt die Postmoderne? Ihre Stimme klingt wie die Verheißung eines neuen Zeitalters. Postmoderne Gesellschaften bezeichnet Lyotard als *»die Lage des Wissens in den höchstentwickelten Gesellschaften«* (Lyotard, 1986, S. 13). Lyotard versucht, die Struktur des Wissens anhand der Sprachtheorie Wittgensteins auszuführen. Demnach gibt es unterschiedliche Sprachspiele mit unterschiedlichen Regeln, die *»Gegenstand eines expliziten oder impliziten Vertrags zwischen den Spielern«* sind (ebd. S. 40). In seiner Ausführung fragt er nach der Legitimation der verschiedenen Sprachspiele und deren Spielregeln. Dem Bereich der Traditionen, Bräuche und Primärerfahrungen (narratives Wissen) spricht er ein Legitimationsproblem ab. Diese umfassen gelebtes, versprachlichendes Wissen, sie existieren bereits und bedürfen keiner zusätzlichen Legitimation. Anders das wissenschaftliche Wissen: Dieses kann sich nicht aus sich selbst heraus legitimieren, es ist auch nicht bereits gelebte Erzählung, sondern ein eigenes großes Spiel, in dem Erzählungen, Aussagen also, produziert, verändert, vermischt, assoziiert und gespeichert werden. Sie können sich erst verwirklichen und als wahr erweisen, wenn das ganze Spiel Legitimation erfährt, wenn eine neu geformte Sprachgestalt zum Leben erwacht. Das kann sich aber zum wirklichen Problem auswachsen, denn Lyotard spricht der Wissenschaft genau diese Fähigkeit ab: *»Das wissenschaftliche Wissen kann weder wissen noch wissen machen, daß es das wahre Wissen ist, ohne auf das andere Wissen – die Erzählung – zurückzugreifen, das ihm das Nicht-Wissen ist; andernfalls ist es gezwungen, sich selbst vorauszusetzen, und verfällt so in das, was es verwirft, die Petitio principii, das Vor-*

urteil. Aber verfällt es ihm nicht auch, indem es sich durch die Erzählung autorisieren läßt?« (ebd. S. 90)

Diese Rolle des legitimierenden Erzählers übernimmt heute die Philosophie. Lyotard bezeichnet sie auch als Legitimierungsdiskurs, Metadiskurs oder Projekt. (ebd. S. 13) Die Philosophie hat die Aufgabe, auszuformulieren bzw. zu versprachlichen, was als wahres Wissen oder als wissenschaftliches Wissen gelten darf und muss. Meta-Erzählungen sind also speziell verfasst worden, um etwas zu legitimieren, um anderen Erzählungen einen Sinn zu verleihen und um legitime von betrügerischen Erzählungen unterscheiden zu können.

Unter postmodernen Bedingungen (d.h. in der Gegenwart) hat sich aber die lebensweltliche Bedeutung der Wissenschaft grundlegend gewandelt. Die großen Erzählungen haben an Glaubwürdigkeit und Bedeutung verloren, so zum Beispiel, *»daß die Gesellschaft ein organisches Ganzes bildet, weil sie sonst aufhört, Gesellschaft zu sein«* (ebd. S. 43). Nach Lyotard ist eine Legitimierung der Welt durch ein Grundprinzip oder durch eine bestimmte Vernunftkategorie nicht mehr möglich, muss also Narration bleiben, d.h. eine *»kleine Erzählung«*. Die postmoderne Wissenschaft glaubt nicht mehr an ein ›kollektives Subjekt‹. Will man einer Kommunikationsgemeinschaft angehören, muss man sich mit einem expliziten oder impliziten Vertrag entscheiden, an einer Erzählung teilzuhaben, und dies immer nur bezogen auf ein Sprachspiel, das zu einem bestimmten Lokalmythos gehört (ebd. S. 40).

Wo ist der Ort des Subjekts in einer Erzählung? Lyotard sagt hierzu: *»Das Selbst ist wenig, aber es ist nicht isoliert, es ist in einem Gefüge von Relationen gefangen, das noch nie so komplex und beweglich war.«* (ebd. S. 55) Dass es in diesen frei beweglichen Sprachstrategien überhaupt noch Kommunikation gibt, beruht quasi auf Zufall. Da sich alle Sprachspiele mehr oder weniger auf sich selbst beziehen, zielt

Lyotards wesentliche Forderung an die Postmoderne darauf, das freie Flottieren der Sprachgebräuche nicht zu unterbinden. Terry Eagleton kommentiert die Freiheit des Subjekts in diesem Zusammenhang folgendermaßen: *»Dann stoßen wir etwas später auf das postmoderne Subjekt, dessen ›Freiheit‹ darin besteht, daß es so tut, als gäbe es keine Begründungen mehr, und das deshalb, entweder ängstlich oder träumerisch, in einem Universum treiben kann, das selbst willkürlich, kontingent und aleatorisch ist. Die Welt begründet ihr Subjekt sozusagen in seiner eigenen Unbegründetheit und läßt es aufgrund seines großzügigen Charakters frei treiben. Dieses Subjekt ist frei, nicht weil es unbestimmt ist, sondern weil es bestimmt wird durch einen Prozeß der Unbestimmtheit. Das Dilemma von Freiheit und Begründung ist auf diese Weise gelöst – aber nur mit dem Risiko der Eliminierung des freien Subjekts selbst.«* (T. Eagleton, 1997, S. 56)

Die heutige Zeit, als Ergebnis solcher Metaerzählungen, ist eine beschleunigte Zeit. Es bestehen jede Menge konkurrierender Erzählungen nebeneinander, und alle sind gleichermaßen dazu aufgerufen, sich an der noch ungeschriebenen Erzählung der Zukunft zu beteiligen. Der Blick nach hinten ist sinnlos geworden, die Einbindung ins Gestern erübrigt sich. Die Gegenwart hat keinen Wert an sich, sie kann nur aus einer Vision, die Zukunft beschreibend, hergeleitet werden. Unter den komplexen Bedingungen dieses Zeitmodells scheint eine Sinngebung des Todes, ebenso wie seine Kommunikabilität, nur in kleinen Happen, in kleinen, lokal begrenzten Erzählungen, Platz zu finden.

2. Die Sinnkrise der Gegenwart

Zunehmende Rationalisierung und die immer komplexer werdende Umwelt führen dazu, dass immer weitere Bereiche der Lebenswelt, die bisher fraglos hingenommen wurden, sich einer vernünftigen Argumentation stellen müssen. Der reflexive Umgang mit althergebrachten Traditionen hat bereits begonnen: Traditionelle Werte haben keine Allgemeingültigkeit mehr, berufsständisch differenzierte Lebensformen lösen sich auf, die Optionsspielräume erweitern sich. Die Globalisierung verbindet und vermischt Wertsysteme, die zuvor geographisch und kulturell klar getrennt waren. In dieser Konstellation wird es zunehmend notwendig, abstrakte Ich-Identitäten auszubilden, die dem großen Spielraum, den sie haben, gewachsen sind. Es gelingt nicht mehr, alle Menschen auf einige allgemeingültige ästhetische Normen zu verpflichten. Sie bestimmen die Werte, nach denen sie leben wollen, selbst. Dennoch – oder vielleicht gerade deshalb – besteht eine große Sehnsucht nach grundlegenden, lebenserklärenden Vorstellungen, nach einer Vereinfachung komplexer Zusammenhänge und Begriffe, letztlich nach Sinn.

In der postmodernen Welt gibt es keine Verbindung in die Zukunft, genausowenig gibt es eine Rückbindung in die Vergangenheit. Was immer das Leben zu bieten hat, bietet die Gegenwart jetzt – solange der Vorrat reicht. Es muss nichts für die Dauer getan werden, das Leben ist in ständigem Fluss. Wissen, neue Technologien, Fertigkeiten, die ich mir heute unter großen Opfern aneigne, sind morgen schon wieder unbrauchbar. Also wozu das Ganze? Es gibt keine Garantie, keine Sicherheit mehr. Die Arbeitsstelle, die Karriere, die Beziehungen lösen sich bei den ersten Anzeichen von Unzufriedenheit auf. Es gilt nicht mehr »bis dass der Tod uns scheide«. Alles Verbindliche droht, sich in den flüchtigen Augenblick hinein aufzulösen. (Bei einem Empfang präsentierte mir ein junger Mann seine Freundin mit den Worten: »Ich möchte dir meine momentane Lebensabschnittsbegleiterin vorstellen!«)

Das Subjekt der Postmoderne ist zum Jäger geworden, es zieht von Ort zu Ort und zwischen unverbundenen Plätzen hin und her. Es misstraut den klassischen Begriffen von Wahrheit, Vernunft, Identität und Objektivität. Es hat einen Abstand zwischen sich und die Welt geschoben, es ist sozusagen auf Distanz gegangen zu sich selbst und zum Leben. Identität, die vormals etwas Gewachsenes war und geradlinig entlang einer Entwicklungslinie von Lernen, Wissen und Können in eine eigene Biographie hinein mündete, ist zur permanenten Anstrengung geworden, die nicht nachlassen darf. Jede Identität ist in diesem Sinne nur eine vorübergehende, eine vorbehaltliche Identität, die für den entsprechenden Gegenwarts-Ausschnitt passend und sinnvoll zugeschnitten wird. Bisher war stillschweigend davon ausgegangen worden, dass Identität Ergebnis jahrelanger Entwicklung ist, die in die jeweilige Erfahrungsgegenwart hineinwirkt. Aber Identität ist keine ausformulierte Größe, keine Entität, die irgendwo im Menschen sitzt. Heute ist sie eher etwas, was in jeder Beziehung akut und jedesmal neu gestaltet werden muss. Terry Eagleton fragt: *»Denn wo ist eigentlich die stabile Identität, die emanzipiert werden soll? Vielleicht ist dann demzufolge die Emanzipation nicht eine Art Prozeß oder Ereignis, sondern besteht einfach darin, zu erkennen, wie es wirklich um das Subjekt steht, nämlich, daß es keine bestimmten Eigenschaften hat – daß es selbst heute frei ist, das heißt: diffus, dezentriert, provisorisch, und daß es nur unserer metaphysischen Ordnungssucht zuzuschreiben ist, daß diese Sichtweise gestört wird.«* (Eagleton, 1997, S. 57) Das neue Subjekt ist zum Gestalter, zum Designer einer neuen Welt geworden. Daghild Bartels nennt Design einen *»moralischen Akt«* mit *»missionarisch-erzieherischen Aufgaben«* (Kursbuch 106, 1991, S. 1). Der Designer wird zum Sinn-Gestalter, der *»Gefühl, Sinn, Bedeutung, Symbol, selbst das Nicht-Gesagte als Parameter«* enthalten soll.

Es ist schwer für den einzelnen Menschen, in einer Welt zu leben, die nicht unmittelbar Sinnbezüge stiftet. Wenn Menschen nicht mehr sinnvoll miteinander vernetzt sind, wird auch das, was den Menschen umgibt, keinen sinnhaften Bezug mehr herstellen können. Vereinzelung, Fragmentierung, Orientierungslosigkeit sind die Folge. Jung hat diesen Verlust des symbolischen Eingebundenseins in kosmische Bezüge für unsere Sinnkrise der Gegenwart verantwortlich gemacht. *»Der Mensch steht isoliert im Kosmos da ... Kein Fluß beherbergt einen Geist, kein Baum bedeutet ein menschliches Leben, keine Schlange ist die Verkörperung der Weisheit, und kein Berg ist noch von einem großen Dämon bewohnt. Auch sprechen die Dinge nicht mehr zu uns und wir mit den Dingen, wie den Steinen, Quellen, Pflanzen und Tieren.«* (C.G. Jung, 1981, S. 585)

Das Bewusstsein braucht aber symbolische Sinnwelten: Ihre Funktion ist ja, jedes Ding an seinen rechten Platz zu rücken. Symbolische Sinnwelten ermöglichen dem Bewusstsein, zur Wirklichkeit der Alltagswelt zurückzukehren, sie weisen dem Einzelnen einen sinnvollen Platz zu, stiften Orientierung und Sinn, und sie bestätigen die Wirklichkeit und Richtigkeit der eigenen Identität. *»Die gesunde Einstellung des Einzelnen«*, so schreiben Berger/Luckmann, *»zu sich selbst als dem Eigner einer definitiven, stabilen und gesellschaftlich anerkannten Identität ist ständig der Drohung ›surrealistischer‹ Metamorphosen in Träumen und Phantasien ausgesetzt, auch dann noch, wenn sie in der gesellschaftlichen Interaktion des Alltagslebens relativ konsistent bleibt. Identität erhält ihre definitive Legitimation, sobald sie in den Zusammenhang einer symbolischen Sinnwelt gestellt wird.«* (Berger/Luckmann, 1969, S. 107)

Wenn von fraktaler Zersplitterung der Wirklichkeit oder von der Brüchigkeit der Identität, von Unverbindlichkeit und Orientierungslosigkeit der Lebenswelten die Rede ist, suggerieren diese Sprachbilder, unsere soziale Wirklichkeit sei eine Art moralloser Raum. Wenn alles unverbindlich bleibt, muss man weder wählen noch Verantwortung übernehmen. Cees Zwart nennt solche Menschen *»biographische Vagabunden«. »Sie sind in ihrem Leben entwurzelt und haben keine Verbindung mehr mit dem Grund ihrer Existenz.«* (C. Zwart, 1996, S. 134)

Offensichtlich ist die Menschheit heute an eine kollektive Grenze gestoßen. Die Wirklichkeit als Ganzes ist uns abhanden gekommen, unsere Wahrnehmung liefert nur noch Teilausschnitte. Entsprechend haben sich einzelne Teilsinne selbstständig gemacht und uns damit einem Gesamtsinn entfremdet. Das grenzenlose Wachstum von Technik, Wissenschaft und Wirtschaft hat uns in einen sinnleeren Raum, in ein Vakuum, geführt, das sich zu einem existenziellen Vakuum ausgewachsen hat. Der Sinn ist auf den Zweck der Dinge reduziert. Der Mensch soll auf Fortschritt, Konsum und Leistung eingeschworen werden. Hierbei bieten Sinnagenturen und Sinnmakler Autorität, Freiheit, Solidarität und einiges mehr an abstrakten Inhalten an, die aber keinerlei praktische Konsequenzen haben. Anstelle der vielgepriesenen Freiheit herrscht ein Konsum- und Leistungszwang und die Spirale der Fortschritts- und Zielorientierung entwickelt eine unaufhaltsame Aufwärtsbewegung. Eine Hausse, die nicht nur an der Börse nicht gekannte Höhen erreicht, die jeder praktischen Entsprechung entbehren, nein, eine Hausse in jedem nur denkbaren Bereich des menschlichen Lebens. Wir scheinen nur mehr Aufwärtskurven zu kennen. Wohlbefinden wird funktionalisiert und instrumentalisiert, Religion und Kunst liefern Entspannung vom Alltagsstress, Freizeit wird zum Konsumrausch. In einem Handbuch für Werbefachleute ist zu lesen, dass das Verhalten der Verbraucher mit dem von Hühnern zu vergleichen sei. Das bedeutet, dass sich die Verbraucher, ähnlich wie die Hühner, sehr viel wohler innerhalb einer Hackordnung fühlen, die jeder kennt und billigt. Die Verkaufsstrategen tun das Ihrige, die Leere auszufüllen. Man kann ihnen nur begrenzt Vorhaltungen machen, denn sie reagieren nur auf ein allgemeines, akutes und schmerzhaftes Bedürfnis nach Sinn, nach Identität und nach Lebensperspektiven. Paul Tiedemann hat die Vereinnahmung der Außenwelt als *»Konsumismus«* bezeichnet: *»Das Ziel des Konsumismus ist es, sich Stoff einzuverleiben. Dabei wird gemeinhin völlig verdrängt, daß Konsum nur ein Teilprozeß in einem größeren Zusammenhang ist, den man Stoffwechsel nennt. Stoffwechsel meint nicht nur Einverleiben, sondern auch Ausscheiden.«* (P. Tiedemann, 1993, S. 12) Es geht nur darum, Dinge zu sich zu nehmen, sich einzuverleiben, anzusammeln, zu verbrauchen etc., es geht nicht darum, diese Dinge in eine Kette, in einen Kreislauf, durch einen zirkulären Stoffwechsel wieder in ein anderes Produkt zu verwandeln und somit zu einem sinnhaften Entwicklungsergebnis werden zu lassen. So wird das moderne Leben zu einer endlosen und vermutlich unbefriedigenden Jagd nach persönlicher oder kollektiver Identität. Die Frage nach dem »Wofür«, dem Sinn, ist damit ausgeklammert.

Man will uns glauben machen, der Aufwärtstrend könne immer so weitergehen, Aufschwung, Wachstum, Konsum ohne Ende. Das exponenzielle Wachstum der Bevölkerung und des Kapitals, des Ressourcenabbaus und der Umweltverschmutzung hält tatsächlich noch weiter an. Gerhard Schulze bezeichnet diesen Handlungszusammenhang als das *»Steigerungsspiel«* (v. Pierer/v. Oetinger, 1997, S. 275). Er meint damit ein *»weltweites Beziehungsgeflecht zwischen Akteuren, die ein und derselben Handlungslogik folgen: der Steigerungslogik. So unterschiedlich die Ziele der verschiedenen*

Akteure auch sein mögen, die Steigerungslogik macht die Handelnden aneinander anschlußfähig und verkettet sie zu einem gigantischen sozialen Gebilde.« Und weiter: »*Eine Steigerungslogik entsteht aber erst dadurch, daß die Beteiligten über die Steigerungsskala, mit der sie befaßt sind, in ganz bestimmter Weise denken: Sie stellen sich diese Skala als nach oben offen vor; sie unterwerfen die Skala einer linearen Wertung, der zufolge der nächsthöhere Zustand immer als ›besser‹ anzusehen ist; sie bauen Steigerungswissen auf, das sie dazu befähigt, von einem gegebenen Niveau aus das nächsthöhere zu erreichen.«* (ebd. S. 276)

Hier beschreibt G. Schulze natürlich einen für die meisten Menschen wohlbekannten Sachverhalt – und gerade damit wird der Wahn-Sinn, mit dem wir leben, überdeutlich sichtbar: Alle wissen Bescheid, kaum einer sagt etwas. Wir sehen uns einer kollektiven Sprachlosigkeit gegenüber, die nicht mehr nur den individuellen Lebens- und Todes-Sinn betrifft, sondern globale Ausmaße angenommen hat. Die Grenze, an die wir gestoßen sind, ist eine absolute Grenze: Hier geht es um die Gefahr des Endes menschlichen Lebens überhaupt, um den globalen Tod. Somit hat die moderne Sinnkrise den Rahmen der individuellen Identitätskrise gesprengt und hat sich zu einer globalen Sinnkrise ausgewachsen.

Die beständige Ausrichtung auf Wachstum und Zugewinn, die – bisher kaum hinterfragt – als zum menschlichen Selbstbild gehörig aufgefasst wird, könnte erstmals in der Geschichte der Menschheit zur kollektiven Selbstauslöschung führen. Indem wir das Machbare in den Vordergrund rücken, verdrängen wir das Bewusstsein der menschlichen Endlichkeit hinter einer Gigantomanie ohnegleichen. Diese Verdrängung wird uns spätestens in dem Moment wieder einholen, in dem ein ökologischer ›point of no return‹ erreicht ist. Dann werden wir uns eingestehen müssen, dass der pragmatisch-ökonomische Sinn, den unsere Politiker und Wirtschaftsführer heute zum Beispiel in der Ausstattung der chinesischen Bevölkerung mit preiswerten Automobilen zu erkennen meinen, nicht wirklich ein »Sinn« war, der die Moderne als einen gültigen und zukunftsweisenden Abschnitt der Evolution ausweist – sondern nur eine terminale Fehlentwicklung hervorgebracht hat.

Die neue nukleare Normalität (die Möglichkeit eines mehrfachen planetarischen *overkill*) hat sich in unserem Denken bereits als selbstverständlich installiert. Auch andere Armageddonszenarien wie zum Beispiel der planetarische Hitzetod, Hungersnöte, Kometeneinschlag u.ä.m., werden akribisch durchgerechnet. Hierbei wird immer wieder betont, dass sich der Mensch psychisch darauf vorbereiten kann. Ein Bericht aus dem Jahre 1956, den R. Lifton zitiert (über *»Auswirkungen von Kernwaffen auf den Menschen«)* appelliert *»an unseren Pioniergeist und unsere Kraft, Härten als Herausforderung zu nehmen und der Selbstgefälligkeit zu widerstehen.«* Und weiter: *»Mit Hilfe dieser patriotischen geistigen Erneuerung könne die atomare Katastrophe zur großen Chance für Überlebenswillige werden …«* (vgl. Lifton, 1994, S. 139) Aus heutiger Perspektive und angesichts der Dimensionen, die die globale Bedrohung inzwischen angenommen hat, finden wir diese Sätze grotesk. Ich unterstelle aber, dass der Schreiber offensichtlich versuchte, angesichts der damals grundlegend neuen globalen Situation ein neues – und in der neuen Situation brauchbares – Sinnkonstrukt zu entwerfen.

Dr. Wolf Büntig, ein mir bekannter Arzt und Psychotherapeut hat Folgendes formuliert: *»Wir werden uns gefallen lassen müssen, dass unsere Kinder uns bezüglich des ökologischen Zustandes der Erde dieselbe Frage stellen, die wir unseren Vätern bezüglich der Judenverfolgung im Dritten Reich gestellt haben: ›Hast Du es nicht gewusst? Warum hast Du nichts getan?‹«*

Wir haben eine abwartende, angstvoll beobachtende Haltung entwickelt, stellen unser Bewusstsein und unsere Verantwortung für die Erhaltung der Art und des Planeten auch weiterhin hinter politischem Kalkül und wirtschaftlichem Pragmatismus zurück. Zunehmend werden wir unserer ohnmächtigen Versteinerung und Sprachlosigkeit bewusst, schaffen es aber nicht, eine gemeinsame Kraft oder eine zukunftsweisende Vision aus unseren fragmentierten, individuellen Identitäten zu schöpfen. Z. Bauman nennt den Preis, den wir für diese in kollektive Betäubung mündende Sinnentwurzelung zu bezahlen haben: Wir leben heute in einer »*kollektiven Unfähigkeit, Leben als Wirklichkeit zu konstruieren, Leben ernst zu nehmen.*« (Z. Bauman, 1994, S. 297)

3. Exkurs: Flatliners und andere Grenzgänger

Der im November 1997 ausgestrahlte Film ›Flatliners – Heute ist ein schöner Tag zum Sterben‹ (in Starbesetzung mit Julia Roberts, Kiefer Sutherland, William Baldwin und Oliver Platt) ist ein phantastisch inszeniertes Beispiel unserer gegenwärtigen Situation. Die Geschichte ist schnell erzählt: Vier junge angehende Ärzte inszenieren ihren eigenen Tod. Mittels medizinischer Apparaturen führen sie die Nulllinie der Herztätigkeit herbei, die flatline. Sie wollen erfahren, was in der Zeitspanne zwischen Herzstillstand und Wiederbelebung geschieht. Mit dem nötigsten medizinischen Equipment ausgestattet, holen drei der vier jungen Leute den jeweiligen Kandidaten wieder ins Leben zurück. Dabei werden sie in ihrem Vorhaben immer dreister: Sie verlängern nach und nach und überbieten sich ge-

genseitig bei der Dauer der ›flatline‹. Dadurch haben sie immer größere Mühe, sich wieder im normalen Leben einzufinden.

Was sie an Informationen und Einsichten zurückbringen ist von ganz anderer Art, als sie es erwartet hätten. Die Nahtodrevue bringt sie nicht an die Grenzen des Jenseits, sondern konfrontiert sie mit dem entscheidenden psychischen Ort ihres Lebens, der, unerlöst und verdrängt oder mit Schuld behaftet, auf seine Erledigung und Erlösung wartet. Die jungen Leute machen sich auf den Weg, ihre Grenzerfahrung umzusetzen und aufzuarbeiten und werden auf diesem Weg zu fragenden, reiferen Menschen.

Grenzerfahrungen gehören zum Menschsein. Auch in unserem Alltag stoßen wir immer wieder auf sie. Grenzerfahrungen unterbrechen den alltäglichen, natürlichen Lebensfluss. Sie können durch die sie begleitende existenzielle Not unsere psychische Grundfeste erschüttern und uns herausfordern, nach neuen Sinnmustern und Wandlungsmöglichkeiten zu suchen. Sie katapultieren uns aus einer vermeintlichen Seinsgeborgenheit heraus und stellen uns an eine Art Schwelle, an der es um Sein oder Nichtsein, um Leben oder Tod geht. Nach Jaspers ist in Grenzsituationen die Vernunft nicht mehr angesprochen, sondern der Mensch wird genötigt, den *»Sprung«* zu wagen, durch den mögliche Existenz zur wirklichen wird (Jaspers, 1956, S. 206). Jaspers spricht hier die religiöse Dimension an, deren Referenzpunkt die Transzendenz ist. Auch kollektiv sind wir an eine solche Grenze gekommen: Deutlich erkennen wir heute die Grenzen des wissenschaftlichen Denkens, Grenzen des ökonomischen Pragmatismus, Grenzen des Wachstums. Diese globale Grenzsituation zwingt uns zu einer neuen (kollektiven) Sinnsuche, die denselben Gesetzmäßigkeiten folgt, wie die oben beschriebene Situation der ›flatliners‹: Sie konfrontiert uns mit der Fragmentierung und Verdrängung unseres Lebenssinns und zwingt uns zu einer kollektiven Bemühung um seine Erneuerung.

Diese Notwendigkeit, eine neue Sinnkonstruktion zu entwerfen, wirkt sich jedoch zur Zeit (noch) kaum auf gesellschaftlicher oder global-kollektiver Ebene aus. Sie wird vielmehr von den Individuen als persönliche Herausforderung gedeutet, die sich ihrer persönlichen Sinnsuche stellen, indem sie immer neue Grenzerfahrungen mutwillig herbeiführen. Es sind die modernen Sinnsucher, die den neuen Extrem- und Trendsportarten einen so großen Auftrieb geben. Erst nach einer riskanten Situation wird das Leben wertvoll, erst dann spürt man sich als lebendig. An den Grenzen kommen wir in Kontakt mit dem Unvertrauten, das sich nicht von vornherein in unseren bisherigen Lebensplan und unsere Ordnungsmuster, Wertsysteme und Ideologien einfügen lässt – und von dem man sich neue Impulse, neue Kräfte und vielleicht auch neuen Sinn verspricht.

Auch das ausgerufene New Age mit seiner ungeheuren Fülle an Esoterikangeboten bietet mittlerweile alles nur Denkbare zur Befriedigung immer größer werdender Sinn-Bedürfnisse. Die neue Techno-Kultur mit ihren monotonen, hämmernden, tag- und nachtfüllenden Rhythmen ist zum Religionsersatz avanciert. Die Grenzgänger verstehen Techno als Ekstase- und Trancetechnik, ihre Kultur als Fortsetzung der eleusinischen Mysterien und ihren DJ als Priester der Szene. Hinzu kommt ein reiches Angebot an bunten Drogen, die speziell für die gewünschte Erfahrung und die jeweilige Szene dosiert werden. Ihr Gebrauch reicht von sakral bis missbrauchend. Erwähnenswert sind hier auch die Picknickangebote (inklusive Todeserfahrung) auf dem Mount Everest, Freeclimbing, Rafting, Vertibiking, der Sprung am Seil in den Abgrund der Rocky Mountains, die sakrale Reise zu den Amazonasvölkern inklusive des Konsums ihrer heiligen

Drogen. Überlebt man diese Spiele, gehört man zu den Siegern, man hebt sich von der grauen, langweiligen Masse ab – aber nur für einen Moment, bevor das Spiel von vorn beginnt. Wenn der Kick verbraucht ist, verlangt man immer schneller nach immer härterem Ersatz, immer näher an der Nulllinie – es ist wie mit der Sucht. Bungeejumping der ersten Generation ist out, das neue Jumping geschieht ohne Seil aus dem Helikopter in ein eigens dafür aufgebautes, freischwebendes Netz. Das Risiko ist damit gewachsen, aber darum geht es ja. Gleichzeitig zu den Informationen über diese Trendsportarten gehen Bilder und Interviews von Menschen um die Welt, die querschnittsgelähmt zurückbleiben. Das moderne Heldentum hat seinen Preis erhöht, man ist Überlebender.

4. Im Labyrinth von Sinn und Wert

Sinn ist etwas, was sich lohnt, Sinn ist das Letzte, Höchste und Äußerste, wonach der Mensch streben kann, ein Ziel, über das hinaus kein Ziel mehr gedacht werden kann. Sinn ist das, wofür es sich gelohnt hat zu leben, wofür es sich zu sterben lohnt. Sinnerfahrung hat immer auch mit dem eigenen Selbstverständnis zu tun, dem Bewusstsein der Identität und Kontinuität im Lebensprozess. Die Autoren sind sich darüber einig, dass ein bestimmtes Maß an Sinn für die eigene Gesundheit und das Wohlbefinden notwendig ist. Aber wie genau dieser Sinn beschaffen sein könnte, darüber herrscht intensives Schweigen. So führt Aaron Antonovsky mit seinem Konzept des ›Kohärenzgefühls‹ überzeugend aus: »*Das Kohärenzgefühl drückt das Maß aus, in dem man ein durchdringendes, andauerndes aber dynamisches Gefühl des Vertrauens hat, daß die eigene interne und ex-*

terne Umwelt vorhersagbar ist und daß es eine hohe Wahrscheinlichkeit gibt, daß sich die Dinge so entwickeln werden, wie vernünftigerweise erwartet werden kann.« (A. Antonovsky, 1997, S. 16) Auf die Frage nach dem Sinn antwortet Elisabeth Lukas, eine Schülerin von Viktor E. Frankl, logotherapeutisch: *»Das sinnvolle Leben ist das bejahungswürdige Leben.«* (E. Lukas, 1997, S. 10) Und weiter: *»Die via regia der Logotherapie sind die Werte, aber nicht nur der Umgang mit subjektiven, von Gesellschaft, Kultur und Religion geprägten Wertvorstellungen, sondern vor allem das Ernstnehmen des uralten menschlichen Sehnens und Strebens nach einem objektiven Wertmaßstab, von dem her alle unser subjektiven Wertvorstellungen ihre Güte und Verwirklichungswürdigkeit empfangen.«* (ebd. S. 150)

Die Sinnfrage ist existenzieller Mittelpunkt des einzelnen Menschen. Obwohl das menschliche Bewusstsein universalisierend und verallgemeinernd zu denken und zu handeln imstande ist, wird es in der Konfrontation mit dem Sinnproblem immer wieder auf sich selbst und sein ganz konkretes Sinnerleben zurückverwiesen. Angesichts der erdrückenden Fülle gesellschaftlich vermittelter Sinn- und Wirklichkeitskonstruktionen stellt sich die Frage, inwieweit das menschliche Bewusstsein fähig ist, sich dieser Fülle mit der dafür nötigen Freiheit und Distanz auszusetzen. Es wäre unsinnig, den Menschen als völlig bindungsloses, freies Subjekt zu betrachten, und es wäre ebenso unsinnig, ihn als ein rein durch die Umwelt bestimmtes Wesen zu verstehen. Beide Positionen sind idealtypische Extreme, beide treffen für die Ortsbestimmung des Menschen zu, aber nicht ausschließlich. Einerseits stimmt es, dass sich der Mensch faktisch frei in dieser Welt bewegen und damit seine Wirklichkeit ganz nach Belieben sinnhaft gestalten kann. Andererseits findet er sich bereits immer auch in gesellschaftlichen, kulturellen und historischen Zusammenhängen und Bindungen vor, d.h. es besteht bereits eine intersubjektiv gültige Wirklichkeit. Dennoch ist es möglich, auf dem Hintergrund dieser Wirklichkeit die Welt, die Gesellschaft und die Kultur zu gestalten. Für Merleau-Ponty ist Individualität nur denkbar als ein *»sich abheben von einem Untergrunde des Seins für Andere«* (1966, S. 509). Hier ist der Mensch frei, hier kann er Distanz zu seiner Umwelt schaffen, ohne sich ganz von ihr lossagen zu müssen. Am Beispiel der Sprache wird dies besonders deutlich: Zum einen ist sie das Medium der Kommunikation und beschreibt und bestätigt damit fortlaufend die bestehende Realität, zum anderen ermöglicht sie gleichermaßen einen Zwischenraum zur Welt, da sie die Wirklichkeit gleichermaßen konstituiert und konstruiert.

Wirklichkeit ist so gesehen das Ergebnis eines reziproken Prozesses zwischen Mensch und Welt. Dennoch erscheint Wirklichkeit als ein totales, naturgegebenes und dadurch unveränderliches Ganzes. Für Paul Watzlawick, einen radikalen Vertreter des Konstruktivismus, sind Wirklichkeiten immer Konstruktionen, die dem Individuum die Möglichkeit geben, frei zu sein, sich für eine Wirklichkeit zu entscheiden. Er führt aus: *»Die Wirklichkeit erster Ordnung wäre also die direkte Wahrnehmung, die Wirklichkeit zweiter Ordnung ist dann eben die Zuschreibung von Bedeutung, Sinn und Wert. Und es gibt keine objektive Klarlegung oder Festlegung der Richtigkeit dieser Zuschreibung. Aber wir alle haben die merkwürdige Idee, daß die Art und Weise, wie wir die Welt sehen, die Welt in ihrem objektiven So-Sein widerspiegelt. Und wir legen uns nicht darüber Rechenschaft ab, daß wir es sind, die dieser Welt Bedeutung zuschreiben.«* (P. Watzlawick, 1997, S. 54)

Es gilt, in dieser dialektischen Spannung zwischen Freiheit und Distanz, unter der Bedingung hoher gesellschaftlicher Komplexität, eine Balance zu finden zwischen Fremd- und Selbstidentifikation, zwischen personaler und sozialer Identität. Wie bereits ausgeführt können die in modernen Gesellschaften ausgebildeten Identitäten nicht mehr als ›stabile Identitäten‹ gesehen werden. Die Ausbildung einer relativ stabilen Individualität und Identität ist nur dann möglich, wenn es gelingt, die verschiedenen Denkstile und Formen gesellschaftlicher Kooperation nahtlos zu integrieren. Aufgrund des hochkomplexen, gesellschaftlichen Differenzierungsgrades ist eine konsistente soziale Identität, früher hauptsächlich durch die Religion gewährleistet, nicht mehr vorhanden. Die Aufgabe einer Ich-Identität kann demnach nur in einer Koordination von Systemanteilen bestehen, sie wandelt sich ständig entsprechend den Situationsvorgaben und ist daher dynamisch. Sie oszilliert sozusagen zwischen den Extremen ›ganz ich selbst sein‹ und ›sein wie die anderen‹. Robert Lifton beschreibt dieses unbeständige Ich als *»proteischen Geist«* (R. Lifton, 1994, S. 26). Der proteische Stil kann als ein Nebeneinander völlig verschiedener Denkstile, Menschen, Ideen und Handlungen beschrieben werden. Das handelnde Ich kann nicht bei einer festen Form bleiben. Das Ich darin ist nicht mehr als ein Bewusstseinsstrom, woraus folgt, dass es keine psychische Entität gibt. Moderne Identitätsbildung ist demnach ein Balanceakt, der dem Individuum im alltäglichen Leben immer wieder neu existenzielle Entscheidungen abverlangt. Jede Sinnschöpfung, jede Sinnhaftigkeit ist das Ergebnis einer solchen Entscheidung. Wir haben die Wahl – und wählen uns immer wieder neu. Das ist ein emanzipatorischer Akt. Darin liegen das Potenzial des Menschen und seine Freiheit: sich von gesellschaftlichen Ansprüchen zu distanzieren, um sich der Frage nach der konkreten Sinnhaftigkeit seiner Existenz zu stellen. So wird Sinnkonstruktion zur Privatangelegenheit.

Hermann Hesses »Steppenwolf« gibt hierfür ein schönes Beispiel: Es ist ein Roman, der wie kein anderer die frei gewählten Wirklichkeiten phantastisch illustriert. Der

›Steppenwolf‹ ist ein im Leben hungrig gebliebener, verbitterter alter Mann, der im Laufe des Romans von Pablo, einem modernen Schamanen, in ein neues Leben eingeführt wird. Eines nachts gerät er ins ›Magische Theater‹, wo ihm Pablo erklärt, dass dieses Theater aus vielen Logen bestehe, und dass sich hinter jeder Logentür eine von ihm gewählte Wirklichkeit befinde. In einer der Logen, die der ›Steppenwolf‹ daraufhin willkürlich betritt, erklärt ihm ein Schachmeister: *»Die Wissenschaft hat insofern recht, als natürlich keine Vielheit ohne Führung, ohne eine gewisse Ordnung und Gruppierung zu bändigen ist. Unrecht dagegen hat sie darin, daß sie glaubt, es sei nur eine einmalige, bindende, lebenslängliche Ordnung der vielen Unter-Ichs möglich … Wir ergänzen daher die lückenhafte Seelenlehre der Wissenschaft durch den Begriff, den wir Aufbaukunst nennen. Wir zeigen demjenigen, der das Auseinanderfallen seines Ichs erlebt hat, daß er die Stücke jederzeit in beliebiger Ordnung neu zusammenstellen und daß er damit eine unendliche Mannigfaltigkeit des Lebensspiels erzielen kann. Wie der Dichter aus einer Handvoll Figuren ein Drama schafft, so bauen wir aus den Figuren unseres zerlegten Ichs immerzu neue Gruppen, mit neuen Spielen und Spannungen, mit ewig neuen Situationen. (…) Dann strich er mit heiterer Gebärde über das Brett, warf alle Figuren sachte um, schob sie auf einen Haufen und baute nachdenklich, ein wählerischer Künstler, aus denselben Figuren ein ganz neues Spiel auf, mit ganz anderen Gruppierungen, Beziehungen und Verflechtungen. Das zweite Spiel war dem ersten verwandt: es war dieselbe Welt, dasselbe Material, aus dem er es aufbaute. Aber die Tonart war verändert, das Tempo gewechselt, die Motive anders betont, die Situationen anders gestellt. Und so baute der kluge Aufbauer aus den Gestalten, deren jede ein Stück meiner selbst war, ein Spiel ums andere auf, alle einander von ferne ähnlich, alle erkennbar als derselben Welt angehörig, derselben Herkunft verpflichtet, dennoch jedes völlig neu.«* (H. Hesse, 1971, S. 209/210)

5. Plädoyer für ein memento mori

Wenn also der Mensch die Fähigkeit besitzt, sich von den ihn umgebenden Sinnstrukturen zu distanzieren und sie zu relativieren, dann kann auch ein Tod, der auf keinerlei intersubjektive Sinngebung verweist, der aber dennoch zu einem existentiellen Denken über die konkret gelebte Individualität nötigt, einen neuen Fokus bilden. Das memento mori schafft so einen Zwischenraum, der befreiend wirkt. Ich habe die Spannung zwischen den nicht integrierbaren sozialen Welten und dem existenziellen Bedürfnis nach Sinn beschrieben. Moderne Funktionssysteme befriedigen dieses Bedürfnis nicht, sie werden dem Anspruch auf einen umfassenden Lebenssinn nicht gerecht. G. Scherer betont, *»daß das Ich nicht einfachhin nur sein will, sondern sinnvoll sein will«* (G. Scherer, 1976, S. 56). Der Tod als neuer Focus ist gleichermaßen auch Chance und verweist über die Bedeutung der lebensweltlichen, alltäglichen Tätigkeit hinaus. Damit relativiert sich auch die ideologische Position von Technik und Wissenschaft, ohne die Welt des Menschen zu bagatellisieren, weist aber gleichzeitig gesellschaftliche Ansprüche in die Schranken. Die Zeitlichkeit des Lebens kann bewusst gemacht werden und gesellschaftliche Tätigkeiten können in Relation zur notwendigen Sozial- und Sinnintegration von Handlungsmustern gesetzt werden. Darin besteht die befreiende Funktion des memento mori.

Es kann aber nicht nur darum gehen, ein individuelles, gleichsam privates memento mori zu etablieren. Chr. von Ferber betont, dass nur *»ein verbindliches, kommunizierbares Verhältnis zum Tode«* (v. Ferber, 1963, S. 343) in der Lage sei, das Schweigen zu brechen. Wirklichkeit, und hier schließt sich der Kreis, wird ja nicht nur individuell, ohne Bezüge zu anderen Menschen oder zur Umwelt geschaffen, sondern bildet sich vielmehr auch als gesellschaftliche Konstruktion intersubjektiv und kommunikativ heraus. Jede Veränderung, jede Verwandlung der subjektiven Wirklichkeit, hier die Einbeziehung des Todes in die gesellschaftliche Wirklichkeit, bedeutet nach Berger/Luckmann *»eine Neukonstruktion der Konversationsmaschine.« »Die Partner für signifikante Gespräche haben gewechselt. Und im Gespräch mit den neuen signifikanten Anderen formt sich die neue Wirklichkeit. Durch fortgesetztes Gespräch mit ihnen oder in der Gemeinde, die sie repräsentieren, wird sie gesichert.«* (Berger/Luckmann, 1969, S. 170) Genau genommen kommt dem memento mori gesellschaftskritische Funktion zu, und zwar dann, wenn es zur Konstituierung von intersubjektiven Sinnwelten führt, die auf die gesamtgesellschaftliche Situation einwirken und sie damit verändern.

Das Potential, das dieser Gedanke hat, liegt noch weitgehend unbewusst und ungenutzt brach. Ich habe versucht zu zeigen, dass der Verdrängung des Todes in der modernen Gesellschaft zwei gleichermaßen bedeutsame Phänomene zugrunde liegen: zum einen die Individualisierung und Privatisierung der Todeserfahrung und zum anderen die gesellschaftliche Übermacht strategisch-instrumentellen Handelns. Innerhalb moderner Gesellschaftsstrukturen scheint eine Aufhebung bzw. Überwindung der Verdrängung kaum möglich, da eine kommunikable Lebensform (auf der Grundlage einer allgemeinen Sinngebung menschlicher Existenz) zugunsten eines Pluralismus der Funktionssysteme vernachlässigt wurde. Das bedeutet aber auch, dass Interaktionszusammenhänge sich aus dem gesellschaftlichen Zusammenhang gelöst haben. Der Tod ist für den modernen Menschen nicht nur wegen des rapiden Wandels von Weltbildern zum prekären Thema geworden, sondern er muss umso unbegreiflicher und bedrohlicher erscheinen, als der einzelne Mensch der funktional differenzierten Umwelt für seine existenziell relevanten Sinnkonstruktionen keine Bedeutung mehr beimißt und die eigene Person sich unabhängig von konkreten Umwelten selbst gestalten will. Hier wird die breite Kluft zwischen dem Gesellschaftssystem und dem individuellen Sinnbedürfnis deutlich. Der Tod bleibt dem einzelnen Menschen überlassen, weil es keinen gesellschaftlichen Ort gibt, von dem aus er verstehbar wäre. Folgerichtig hat sich die Entfremdung des Todes in der modernen Gesellschaft als Kommunikationshemmung verfestigt.

Die Kommunikabilität eines sinnvollen Lebens – und damit auch eine kommunikable Sinngebung des Todes – lässt sich theoretisch kaum fassen. Nach Frankl bildet sich Sinn immer kommunikativ (vgl. V. E. Frankl, 1985, S. 168f). Kommunikation in der Vis-à-vis-Situation ist nach Berger/Luckmann (1969, S. 31) die grundlegendste aller Interaktionsformen und damit auch die sinngebendste. Es stellt sich die Frage, ob ein memento mori auf dieser interpersonalen Kommunikationsebene konstruierbar und kommunikabel ist?

Die Struktur der Kommunikation ist grundlegend bedeutsam für jede Art der Ausgestaltung von Sinn. Hierbei gibt es verschiedene Arten und verschiedene Ebenen. Kurz erwähnt seien: die in der Alltagswelt routinemäßig getätigte Kommunikation, die nur die Kenntnis der Regeln und Codes verlangt, Kommunikation als Austausch von Informationen und die Kommunikation als Auseinandersetzung in ganz bestimmten Situationen und zu bestimmten Themen. Die existenziell bedeutsamste Dimension von Kommunikation bezieht sich auf den interpersonalen Austausch. Dieser Austausch wird nicht primär durch Interaktionsformen geprägt, sondern durch die Persönlichkeit der Kommunizierenden selbst. Hierbei ist die innere Kommunikation, die mit den lebensweltlichen Deutungsmustern befasst ist, Bedingung für jeden Austausch. Dass diese innere Kommunikation und damit auch der Kommunikationsstil bereits durch gesellschaftliche, instrumentalisierte Teilsysteme überlagert sind, habe ich bereits an verschiedenen Orten ausgeführt. Dennoch können sich neue subjektive Wirklichkeiten (und damit Sinnmuster) erst dann ausbilden, wenn sie im Gespräch mit anderen Menschen aufgegriffen und unterstützt werden. Die existenzielle Kommunikation ist demnach der einzige Ort, ist die einzige Möglichkeit, die radikale Individuierung der Todeserfahrung zu verwandeln und zu überwinden.

Die existenzielle oder interpersonale Kommunikation stellt das Gepräch in den Gesamtzusammenhang des ganz subjektiven, persönlichen Erlebens. Es wird nicht durch einen bestimmten Horizont begrenzt, sondern ist abhängig von den Gesprächspartnern. Diese Art der Kommunikation ist wesentlich für die Sinnkonstitution: Erst durch sie wird ein bestimmter Sinnhorizont sichtbar. Es geht also in der Versprachlichung existenzieller Themen um die Einordnung des Erlebten in den Gesamtzusammenhang der Erfahrung, es geht um Sinn als Ordnungsform menschlichen Erlebens.

6. Ausblick

Die Möglichkeit eines kommunizierbaren memento mori könnte sich dann ergeben, wenn es gelänge, Gesprächssituationen und -formen in eine spezifische Qualität der Erfahrung einzubinden. Ich spreche hier von Transzendenzerfahrungen, von Erfahrungen, die die Alltagswelt überschreiten und aus ihr heraustreten, Erfahrungen, die das Absolute und Unzerstörbare berühren. G. Scherer spricht von *»interpersonal-religiösen Momenten«* (Scherer,

1985, S. 186). Dieses Überschreiten des Alltäglichen kreiert aus subjektiven Erfahrungen sinnhafte Gesamtzusammenhänge, macht religiöses Erleben möglich.

Scherer führt aus, *»daß über dem Tod des Menschen eine unaufhebbare Verhülltheit liegt ... Wir wissen nicht, was im Tod mit uns geschieht, bevor wir ihn nicht selber hinter uns gebracht haben. Dies bedeutet aber, weil der Tod ständig in unserem Leben anwesend ist, daß sich uns der Sinn unserer gesamten Existenz in der Verhülltheit des Todes verhüllt. Steht es so, dann ist es heute eine der vordringlichsten Aufgaben ... zu klären, warum der Tod unter dem Zeichen der Verhülltheit steht.«* (ebd. S.195) Die Verhülltheit ist es, die auf die Frage der Sinnhaftigkeit verweist. Erst wenn der Mensch sich auf das Verhüllte, auf das Verborgene einzulassen bereit ist, eröffnet sich die Möglichkeit einer Hoffnung, die Zukunft, das noch nicht Gewesene, das Verhüllte, zu enthüllen. Der Tod ist die letzte Grenze, der Grenzfall der Verhülltheit, er *»entzieht sich uns in die Verhülltheit«* (Scherer, ebd. S. 203). Und Adorno bemerkt: *»Ist Rettung der innerste Impuls jeglichen Geistes, so ist keine Hoffnung als die der vorbehaltlosen Preisgabe ... Das Denken tastet sich über sich selbst hinaus, indem es sich nirgendwo mehr fest macht und gerade dadurch den ›gestus der Hoffnung‹ vollzieht. ... Unfertig zu sein und es zu wissen ist der Zug ... gerade jenen Denkens, mit dem es sich zu sterben lohnt.«* (nach Scherer, ebd. S. 203)

Abschließend möchte ich noch Folgendes anmerken: Wenn Menschen zusammenkommen und miteinander wesentliche Fragen stellen, so ist das eine wunderbare Eröffnung ins Leben hinein. Wie der Mythos und die Religionen ihre Hoffnungsbilder wider den Tod entfaltet haben, so tritt auch der moderne Mensch mit modernen Geschützen dem Tod entgegen: mit Bildern, mit Argumenten, mit der Philosophie, mit Sinn- und Wirklichkeitskonstrukten und mit Hoffnung. Jede Sinngebung des Todes ist ein Versuch, Leben in seiner Ganzheit zu verstehen und ist letztlich an einen Glauben, an ein Prinzip Hoffnung gebunden, ganz einfach, weil wir in unserem Wissen niemals eine Sicherheit haben können. Cees Zwart nennt Hoffnung *»die Kraft, innerlich aufrecht zu bleiben. Sie ist auf die Wende zum Guten gerichtet«* und *»Hoffnung ist universell, weil sie nicht an Arm und Reich gebunden ist. Hoffnung ist fundamental, weil sie jeden Menschen in seinem Streben, das Gute zu tun, bestätigt.«* (C. Zwart, 1996, S. 25/27)

Zum Schluss soll Erich Fried noch einmal zu Wort kommen:

Bedingung

Wenn es Sinn hätte
zu leben
hätte es Sinn
zu leben
Wenn es Sinn hätte
noch zu hoffen
hätte es Sinn
noch zu hoffen
Wenn es Sinn hätte
sterben zu wollen
hätte es Sinn
sterben zu wollen
Fast alles hätte Sinn
wenn es Sinn hätte.

Literaturverzeichnis

Adorno, Th. W., Negative Dialektik, Frankfurt 1966
Antonovsky, A., Salutogenese, Tübingen 1997
Ariès, P., Geschichte des Todes, München 1980
Ariès, P., Studien zur Geschichte des Todes, München 1981
Augustinus, Confessiones, Buch IV, 4 und 6

Barloewen, C. v., Der Tod in den Weltkulturen und Weltreligionen, München 1996
Bataille, G., Der heilige Eros, Darmstadt 1974
Beauvoir, S. de, Der sanfte Tod, Hamburg 1968
Bauman, Z., Tod, Unsterblichkeit und andere Lebensstrategien, Frankfurt 1994
Beck, R., Der Tod, München 1995
Becker, E., Die Überwindung der Todesfurcht, Olten 1985
Berger, P. / Luckmann, T., Die gesellschaftliche Konstruktion der Wirklichkeit, Frankfurt 1969
Berger, P. / Lieban, R., Kulturelle Wertstruktur und Bestattungspraktiken in den Vereinigten Staaten, in: Kölner Zeitschrift für Soziologie und Sozialpsychologie 12, S. 224–236, 1960
Bloch, E., Das Prinzip Hoffnung, 4. Auflage, Frankfurt 1977, 3 Bände
Bloch, E., Erbschaft dieser Zeit, Frankfurt 1962

Camus, A., Die Pest, Hamburg 1950
Camus, A., Der Mythos von Sysiphos, Hamburg 1960
Canacakis, J., Ich sehe deine Tränen, Zürich 1987
Canetti, E., Masse und Macht, Frankfurt 1980
Condrau, G., Todesfurcht und Todessehnsucht, in: A. Paus (Hrsg.), Grenzerfahrung Tod, Frankfurt 1976

Eagleton, T., Die Illusionen der Postmoderne, Stuttgart 1997
Elias, N., Über die Einsamkeit der Sterbenden, Frankfurt 1982
Elias, N., Über den Prozeß der Zivilisation, Frankfurt 1980
Eliade, M., Mythen, Träume und Mysterien, Salzburg 1961
Eliade, M., Die Religionen und das Heilige, Salzburg 1954
Eliade, M., Geschichte der religiösen Ideen, Bd. 1–3, Freiburg 1978

Ferber, C. v., Soziologische Aspekte des Todes, Zeitschrift für evangelische Ethik, 7, 1963
Ferber, C. v., Der Tod. Ein unbewältigtes Problem für Mediziner und Soziologen, Kölner Zeitschrift für Soziologie und Sozialpsychologie, 22 (No 2)
Freud, A., Das Ich und die Abwehrmechanismen, München 1977
Freud, S., Zeitgemäßes über Krieg und Frieden, Frankfurt 1974
Freud, S., Trauer und Melancholie, in: Das Ich und das Es, Frankfurt 1982
Freud, S., Hemmung, Symptom und Angst, Bd. 14, GW, London 1948
Freud, S., Das Unbehagen der Kultur, Frankfurt 1994
Frankl, V. E., Der Mensch vor der Frage nach dem Sinn, München 1985
Fromm, E., Jenseits der Illusionen, Zürich 1967
Fuchs, W., Todesbilder in der modernen Gesellschaft, Frankfurt 1979
Fulcomer, D., The adjustive Behavior of some recently bereaved Sponses, Evanston II, 1942

Goffman, E., Asyle, Frankfurt 1972
Gorer, G., Death, Grief and Mourning, London 1965
Gronemeyer, R., Orthothanasie – Vorschläge für einen therapeutisch gesicherten Abgang aus dem Leben, in: G. Eisenberg/M. Gronemeyer (Hrsg.), Der Tod im Leben, Gießen 1985

Hahn, A., Einstellungen zum Tode und ihre soziale Bedingtheit, Stuttgart 1968
Hampe, J. C., Sterben ist doch ganz anders, Stuttgart 1990
Heidegger, M., Sein und Zeit, Tübingen 1979
Heimann, P., Bemerkungen zum Arbeitsbegriff in der Psychoanalyse, Psyche 20, 1966
Hesse, H., Der Steppenwolf, Frankfurt 1971
Höhfeld K. / Schlösser, A.-M. (Hrsg.), Psychoanalyse der Liebe, Gießen 1997
Horkheimer M. / Adorno, Th. W., Dialektik der Aufklärung, Frankfurt 1969
Hübner, K., Die Wahrheit des Mythos, München 1985

Jaspers, K., Der philosophische Glaube, München 1948
Jaspers, K., Philosophie a, b, Heidelberg 1956
Jung, C. G., Geleitwort und psychologischer Kommentar zum Bardo Thödol, in: Evans-Wentz, Das tibetanische Totenbuch, Olten 1971
Jung, C. G., GW XV III, Bd 1, Bd 8, Olten 1981
Jung, C. G., Erinnerungen, Träume und Gedanken, in: A. Jaffé (Hrsg.) Olten-Freiburg 1984

Kierkegaard, S., Die Tagebücher (12.5.1859), Bd. 1, Düsseldorf 1974
Kierkegaard, S., Krankheit zum Tod, XI, 24/25, 2. Auflage, Düsseldorf 1957
Kübler-Ross, E., Reif werden zum Tode, Stuttgart 1983
Kursbuch 106, Alles Design, 1991

Lama A. Govinda, Die Bedeutung des Bardo Thödol vom religiösen, historischen und textkritischen Standpunkt aus. In: Evans-Wentz, Das tibetanische Totenbuch, Olten 1978
Landsberg, P. L., Einführung in die philosophische Anthropologie, Frankfurt 1960
Landsberg, P. L., Die Erfahrung des Todes, Frankfurt 1973
Lawlor, R., Am Anfang war der Traum, München 1991
Levine, S., Wer stirbt? Wege durch den Tod, Bielefeld 1991
Lifton, R. J., Der Verlust des Todes. Über die Sterblichkeit des Menschen und die Fortdauer des Lebens, München 1986
Lifton, R. J., Das Ende der Welt. Über das Selbst, den Tod und die Unsterblichkeit, Stuttgart 1994
Lukas, E., Sehnsucht nach Sinn, München 1997
Lyotard, J. F., Das postmoderne Wissen, Graz/Wien 1986

Marcuse, H., Ideologie des Todes, in: Ebeling, Der Tod in der Moderne, Königsberg 1979
Marcel, G., Gegenwart und Unsterblichkeit, Frankfurt 1961
Marcel, G., Auf der Suche nach Wahrheit und Gerechtigkeit, Frankfurt 1964
Marcel, G., Das ontologische Geheimnis, Stuttgart 1961
Mitford, J., Der Tod als Geschäft (The American Way of Death), Berlin 1966
Mitscherlich, A. u. M., Die Unfähigkeit zu trauern, München 1977
Merleau-Ponty, M., Phänomenologie der Wahrnehmung, Berlin 1966

Nassehi A. / Weber, G., Tod, Modernität und Gesellschaft, Opladen 1989

Pálos, S., Lebensrad und Bettlerschale, München 1968
Pierer, H. v. / Oetinger, B. v., Wie kommt das Neue in die Welt?, München 1997

Rehm, W., Der Todesgedanke in der deutschen Dichtung vom Mittelalter bis zur Romantik, Tübingen 1967
Reinecker, H., Lehrbuch der Klinischen Psychologie, Göttingen 1994
Rhode, J. J., Strukturelle Momente der Inhumanität einer humanen Insti-

tution. Über die Situation der Patienten im Krankenhaus, in: G. Albrecht / H. Daheim / F. Sack (Hrsg.): Soziologie, Sprache, Bezug zur Praxis, Verhältnis zu anderen Wissenschaften, Opladen 1973, 632–647

Rilke, R. M., Stundenbuch, Frankfurt 1972

Rinpoche, S., Das tibetische Buch vom Leben und Sterben, Bern/München 1993

Sartre, J. P., Das Sein und das Nichts. Versuch einer phänomenologischen Ontologie, Hamburg 1993

Scheler, M., Tod und Fortleben, Schriften aus dem Nachlaß, Bd. 1, Berlin 1933 und: GSW Bd 10, Bern 1957

Scherer, G., Strukturen des Menschen, Essen 1976

Scherer, G., Sinnerfahrung und Unsterblichkeit, Darmstadt 1985

Scherer, G., Das Problem des Todes in der Philosophie, Darmstadt 1988

Schulz, W., Philosophie in der veränderten Welt, Pfullingen 1972

Simmel, G., Zur Metaphysik des Todes, in ders.: Das Individuum und die Freiheit, Berlin 1984

Schur, M., Sigmund Freud, Leben und Sterben, Frankfurt 1982

Stern, M., Trauma, Todesangst und Furcht vor dem Tod, in: Psyche (26), 1972, S. 901–928

Tiedemann, P., Über den Sinn des Lebens. Die perspektivische Lebensform, Darmstadt 1993

Watzlawick, P., Vom Unsinn des Sinns oder vom Sinn des Unsinns, München 1997

Zwart, C., Die Kraft der inneren Stimme, Ostfildern 1996

Die Deutsche Bibliothek – CIP-Einheitsaufnahme
Ein Titeldatensatz für diese Publikation ist bei
Der Deutschen Bibliothek erhältlich.

1 2 3 4 5 05 04 03 02 01

Ein Unternehmen der Dornier Medienholding GmbH
Postfach 80 06 69, 70506 Stuttgart, Tel: 0711/78 80 30
Sie erreichen uns rund um die Uhr unter www.kreuzverlag.de
Umschlagbild: A. Böcklin, Selbstbildnis mit fiedelndem Tod, 1872, © BPK Berlin
Umschlaggestaltung: Atelier Reichert, Stuttgart
Satz: detepe, Aalen
Druck und Bindung: GGP Media, Pößneck

Die Schreibweise entspricht den Regeln
der neuen deutschen Rechtschreibung.

ISBN 3 7831 1899 9